Dʳ ÉMILE FOULON

ANCIEN INTERNE DES HÔPITAUX

ÉTUDE SUR LA FORME CURABLE

PROBABLEMENT RHUMATISMALE

DE LA

PACHYMÉNINGITE CERVICALE

HYPERTROPHIQUE

PARIS

Juies ROUSSET

36, RUE SERPENTE

1900

Dᴿ ÉMILE FOULON

ANCIEN INTERNE DES HOPITAUX

ÉTUDE SUR LA FORME CURABLE

PROBABLEMENT RHUMATISMALE

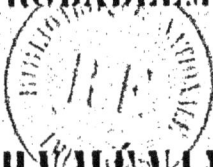

DE LA

PACHYMÉNINGITE CERVICALE

HYPERTROPHIQUE

PARIS

Jules ROUSSET

36, RUE SERPENTE

—

1900

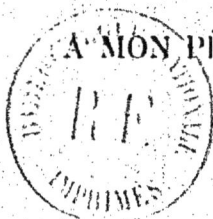

A MON PÈRE, A MA MÈRE

A MES AMIS

AU DOCTEUR MAUNOURY

Chirurgien de l'hôpital de Chartres
Chevalier de la Légion d'honneur

À MON PRÉSIDENT DE THÈSE

MONSIEUR LE PROFESSEUR BRISSAUD

Professeur à la faculté de médecine
Médecin de l'Hôtel-Dieu
Chevalier de la Légion d'honneur.

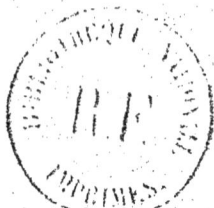

Je suis heureux de pouvoir rendre un public et respectueux hommage aux maîtres qui m'ont guidé dans mes études médicales.

Aux maîtres qui ont bien voulu m'accueillir comme externe.

Monsieur le docteur Th. Anger, | année 1895-1896;
Monsieur le docteur Lejars, |

Monsieur le docteur Rendu, année 1896-1897;

Monsieur le docteur Galliard, année 1897-1898;

Monsieur le docteur OEttinger, année 1898-1899;

A mes autres maîtres dans les hôpitaux,

MM. les docteurs Rénon, Mosny, Gérard-Marchant, Broca et Bar.

A mes amis le docteur Jean Hallé, chef de clinique infantile à l'hôpital des Enfants malades et le docteur Meslay, chef de laboratoire à l'hôpital Saint-Joseph.

INTRODUCTION

L'observation d'un syndrôme dont les traits symptomatiques rappelaient ceux de la pachyméningite cervicale hypertrophique de Charcot et Joffroy et dont l'évolution clinique, la fugacité, évoquaient l'idée d'une manifestation rhumatismale, nous conduisit à entreprendre ce travail.

Il nous parut qu'il y aurait quelque intérêt et peut-être quelque profit, non seulement à faire connaître ce cas insolite, mais à le rapprocher des observations plus ou moins semblables rencontrées dans la littérature.

Ainsi, nous avons voulu rechercher si vraiment la pachyméningite est susceptible de guérir et, si parfois, elle n'est pas de nature rhumatismale.

L'objet même de nos recherches, le terrain sur lequel se trouve placée la question de la pachyméningite nous conduisaient presque fatalement à deux écueils que nous nous sommes efforcé d'éviter : celui de tracer à nouveau, avec notre inexpérience, le tableau magistral, laissé par Charcot ; celui de vouloir prendre position dans le débat, maintenant en cours, sur

les relations de la pachyméningite et de la syringomyélie.

Voyons tout d'abord comment s'est formée cette
notion de la *curabilité* et de la nature parfois rhumatismale de la pachyméningite cervicale hypertrophique, comment et pourquoi, elle a, depuis, à peu près
complètement disparu.

HISTORIQUE

Remarquons tout d'abord que les premières observations étaient peu faites pour conduire à la notion de curabilité. Le malade d'Abercrombie meurt subitement avec « quelques traces de suppuration » dans ses méninges cérébrales, celui de Sonnenkalb finit misérablement tuberculeux, avec des escharres gangréneuses. La malade de Gull (1858) s'éteint « d'épuisement » avec une cystite et une double suppuration rénale. Des phénomènes bulbaires emportent le sujet de Kœhler (1861). La première malade de Charcot et Joffroy (1869) succombe dans le coma, et l'autopsie démontre l'existence d'une méningite spinale purulente secondaire à l'apparition des escharres. Celle de Pierret (1871) est emportée par une cystite purulente. A peine si les trois dernières observations de la thèse de Joffroy (1873) apportent quelques exemples d'état stationnaire ou d'amélioration. L'observation III poursuivie pendant dix-sept ans, montre un exemple typique d'état stationnaire, puis d'amélioration, puisque les douleurs finissent par disparaître et que seule persiste l'amyotrophie qui du reste n'a aucune tendance envahissante. Les membres inférieurs sont respectés.

L'observation IV offre une amélioration plus manifeste, quatre ans après le début. Dans l'observation IX, les douleurs finissent par se calmer et l'état demeure stationnaire avec une légère amélioration.

Et cependant M. le professeur Joffroy, sans tenir compte du résultat brut de cette première statistique, qui donnait six morts sur neuf cas, ne craignit pas d'écrire que « *la guérison ou l'amélioration du malade pourraient récompenser les efforts du médecin* ». Il admit même qu'au début, la thérapeutique pouvait enrayer l'évolution des symptômes.

Il avait été frappé par ce fait que cinq fois sur six, la mort était le fait non de la pachyméningite, mais de ses complications éloignées ou indirectes, telles que la tuberculose pulmonaire ou les infections secondaires qui se font au niveau des escharres ou de la vessie.

Du reste, l'observation suivante, parue en 1876, dans les Archives générales de médecine, venait confirmer et justifier l'optimisme, tout relatif d'ailleurs, de son pronostic.

En 1878, la thèse de Burtin, inspirée par Hanot, renfermait deux nouveaux cas : l'un, décrit sous la direction de Vulpian, évoluait encore, l'autre offrait un nouvel exemple d'amélioration manifeste. La même année, quatre faits de même ordre étaient signalés par le professeur O. Berger. Dans ses leçons de 1880, le professeur Charcot écrivait : « J'ajouterai, pour exciter davantage votre intérêt, qu'il ne s'agit pas d'une affection nécessairement incurable, et

l'on peut voir actuellement dans mon service une
femme qui, après avoir offert, pendant cinq ou six ans,
tous les symptômes qui caractérisent la pachyméningite cervicale et être demeurée, par ce fait, pendant
une longue période, confinée au lit dans une impuissance absolue, est capable aujourd'hui de marcher et
de se servir de ses membres supérieurs pour exécuter
quelques ouvrages. La guérison est donc possible : à
la vérité, c'est presque constamment au prix de quelques infirmités, conséquences des difformités qu'en-
traine à peu près fatalement la maladie. »

En 1883, Féré publiait un cas de guérison.

En 1886, Hirtz réunissait toutes ces observations,
éparses dans les périodiques ; il apportait deux faits
de guérison authentiques suivis par lui, et décrivait
dans les Archives générales de médecine la *pachyméningite cervicale curable.*

Depuis, le professeur Charcot insista, à diverses
reprises, dans ses leçons du mardi, dans ses articles,
sur la bénignité du pronostic de la pachyméningite.
Il admit les conclusions du mémoire de M. Hirtz, ainsi
que le prouve formellement cette phrase prise dans
les leçons du mardi (1887-1888). « Je pourrais vous
présenter plusieurs sujets chez lesquels la pachyméningite cervicale a eu cette issue favorable. Mon collègue, le docteur Hirtz, a publié plusieurs cas du même
genre. » De même encore dans les leçons du mardi
(1888-1889), nous lisons : « nous n'aurons pas à nous
étonner outre mesure que le malade ait guéri, car on
possède aujourd'hui un certain nombre de cas de guérison dans cette affection qui ont été récemment réunis par M. Edgard Hirtz dans un mémoire publié

en 1886 dans les *Archives de médecine*. Mais le fait intéressant, c'est que la guérison, dans ce cas, commencée et poussée assez loin par les moyens médicaux, n'a pu devenir complète que par l'intervention chirurgicale. » Suivent deux observations de pachyméningite guérie.

Nous avons reproduit intégralement ces phrases de Charcot parce que, tout en pensant qu'il ne faut pas abuser de l'argument « le maître l'a dit », nous croyons qu'en cette délicate appréciation de la valeur d'une guérison, l'opinion de l'illustre clinicien avait quelque poids.

Et, si nous avons pris cette précaution c'est que, de cette époque déjà lointaine (1889) jusqu'à la période toute contemporaine, nous n'avons pu, malgré des recherches aussi minutieuses que possible, rencontrer le moindre cas de pachyméningite curable. Sans doute, nous ne prétendons pas qu'il n'en ait échappé aucun à notre attention, nous croyons seulement pouvoir affirmer que s'il en a paru, ils ne sont pas nombreux.

Au premier abord, une explication toute naturelle vient à l'esprit : la pachyméningite n'est pas rare, sa curabilité est classique, il est donc parfaitement inutile d'en faire connaître de plus nombreux exemples.

La simple lecture des traités classiques, celle des très nombreuses publications qui traitent de la syringomyélie suffisent à effondrer cette hypothèse.

Aux chapitres des compressions médullaires ou du mal de Pott, traités de médecine et traités de chirurgie sont muets à son égard.

Sans doute, M. Guinon lui consacre quelques lignes. Il pense que son tableau clinique est tout à fait expressif et que la séparation de cette forme de méningite spéciale chronique semble *parfaitement légitime* et il ajoute que, souvent aussi, elle s'amende, reste stationnaire ou guérit.

Par contre M. Dupré, traduisant l'opinion contemporaine la plus répandue, montre que la pachyméningite hypertrophique n'est pas une maladie comme le voulaient Charcot, Joffroy et Brissaud, mais un syndrome anatomo-clinique dont « les lésions ne semblent pas relever d'une origine univoque ». Et, plus loin : « on les a rapportées à la syphilis, à l'alcoolisme, à la tuberculose. Mais c'est surtout avec la syringomyélie qu'elles paraissent avoir des rapports étroits.

Pour M. Déjerine, il consacre simplement la déchéance de la pachyméningite et l'avénement universel de la syringomyélie. « Cette paraplégie avec contracture des quatre membres, raideur de la nuque et main de prédicateur unie ou bilatérale a été décrite par Charcot et Joffroy comme relevant de la pachyméningite cervicale hypertrophique. Les cas décrits par les auteurs précédents ont trait à des syringomyélies compliquées de pachyméningites cervicales. »

Dans les mémoires ou les communications parus, toujours chaque année plus nombreux, sur les compressions tuberculeuses ou néoplasiques de la moelle cervicale, on ne discute même plus la possibilité de la pachyméningite dite spontanée.

Tous les faits de pachyméningite rapportés sont mortels et de nature alcoolique, tuberculeuse, syphilitique. Tous ceux qui ne rentrent pas dans l'un ou l'autre de ces cas sont combinés à la syringomyélie.

Baumler, Joffroy, Hoffmann, Miura et Minor admettent la primitivité de la syringomyélie.

Rosenblath, Wieting, Kronthal et le professeur Brissaud restent seuls à subordonner la syringomyélie à la pachyméningite.

Il est juste d'ajouter que dans un mémoire tout récent, MM. Philippe et Oberthür qui, soutenant la spécificité anatomique de la syringomyélie et lui décrivant deux formes anatomo-cliniques, l'une, cavitaire, relativement bénigne et lente, l'autre pachyméningitique, grave et rapide, reconnaissent « qu'ils ne nient pas l'individualité de la pachyméningite cervicale hypertrophique et qu'ils ne l'identifient pas dans tous les cas avec la syringomyélie. »

Il faut convenir qu'à première vue, tout cet ensemble de faits dont nous ne pouvons qu'esquisser un aperçu rapide ne semble pas très en faveur de la notion dont nous tentons d'établir la réalité.

Il explique amplement que les auteurs ne parlent plus de la forme curable de la pachyméningite.

C'est, sinon la disparition définitive, du moins le démembrement de la pachyméningite, suivant l'heureuse expression du professeur Brissaud.

Pour en concevoir les causes, nous devons faire un retour en arrière et rechercher quelle fut la conception pathogénique de ceux qui, les premiers, établirent ce type morbide.

Remarquons tout d'abord que, sans se prononcer sur sa nature, Charcot et Joffroy lui trouvèrent une spécificité suffisante pour le considérer comme une véritable entité morbide, comme une *maladie*. C'était admettre implicitement une cause univoque.

Quant à la nature de cette cause, ils s'abstiennent, l'ignorant, d'émettre des hypothèses.

Gull avait invoqué la diathèse arthritique. Dans sa thèse, M. Joffroy se borne à quelques détails étiologiques : c'est une maladie de l'âge adulte, au développement de laquelle le froid humide et prolongé semble prendre une certaine part. Le nombre de ses observations ne lui permet pas de dire si elle est plus fréquente chez l'homme que chez la femme.

Vulpian pensait que le froid, en agissant dans de certaines conditions sur les extrémités périphériques des nerfs cutanés, peut troubler le fonctionnement trophique des parties de la moelle d'où naissent les fibres sensitives et sympathiques destinées aux méninges et déterminer ainsi une perturbation plus ou moins vive de la nutrition des éléments anatomiques de ces membranes. Hirtz dit : « il ne répugne pas d'admettre que le refroidissement prolongé amène une sorte de rhumatisme vertébro-méningé de la région cervicale et la nature rhumatismale semble démontrée par notre première observation. Notre malade, entièrement guéri de sa pachyméningite, prend deux ans après un rhumatisme polyarticulaire à marche subaiguë, justiciable du salicylate de soude. » Et, plus loin, à propos de l'effet calmant du salicylate de soude, il écrit : « Ne serait-ce pas que le salicylate de soude, cet antidote du rhumatisme, n'agit si bien dans la pachyméningite hypertrophique que pour démontrer que cette affection est peut-être d'essence rhumatismale, une maladie a frigore à détermination cervicale, comme l'avait soupçonné W. Gull? »

C'est la première mention un peu explicite faite sur la nature rhumatismale de la pachyméningite. Elle sera confirmée l'année suivante par le professeur Charcot qui écrit dans la Gazette des Hôpitaux que, parmi les causes principales de la pachyméningite, il faut citer le séjour prolongé dans une habitation humide ; aussi cette maladie est elle une affection a frigore comme le rhumatisme dont *elle semble même être une des manifestations.*

Il disait encore : « ce n'est pas une affection spinale héréditaire soit directement, soit par transformation, mais bien une maladie accidentelle dont tout le monde peut être atteint, sans présenter de prédisposition spéciale ».

Pourquoi maintenant aucun des nombreux travaux ultérieurs n'est-il venu confirmer ou même discuter cette opinion émise par Hirtz et admise par Charcot?

Les raisons sont multiples et d'ordres divers :

La nature rhumatismale et la curabilité de la pachyméningite supposent — par définition — des travaux purement cliniques, sans contrôle anatomique. Or, les recherches d'ordre clinique ne jouissent pas de la faveur contemporaine. Le froid et le rhumatisme sont des agents pathogènes sans vogue. Il semble archaïque de vouloir démontrer la nature rhumatismale d'une affection à l'aide de l'action du salicylate tandis qu'il parait très logique et fort séduisant de démontrer la nature spécifique d'une manifestation syphilitique avec le mercure et l'iodure.

Il convient du reste d'ajouter que cette répugnance

pour l'étude uniquement clinique est, dans une certaine mesure, justifiée par quelques erreurs de diagnostic.

Témoin le cas de Westphal : il porte le diagnostic de pachyméningite cervicale et l'autopsie démontre l'existence d'une tuberculose latente.

On pourrait en dire autant pour la syphilis et la syringomyélie.

L'existence de ces faits justifie la prudence, les hésitations du diagnostic et, dans une certaine mesure, ses réserves ; elle n'implique pas cette conception, très en vogue aujourd'hui, que la pachyméningite dite spontanée et peut-être rhumatismale est un pur syndrome anatomo-clinique capable d'être engendré indifféremment et d'une façon toujours univoque par les agents les plus divers.

Si l'on prend les cas types et, dans une discussion de ce genre, on doit prendre ces cas à l'exclusion des formes de transition, nous croyons qu'il est impossible de soutenir, qu'au double point de vue anatomo-clinique, la pachyméningite rhumatismale ressemble absolument à la syphilitique, à la tuberculose, voire, à la syringomyélique.

Nous venons d'assister à la formation et à la disparition de la conception de la pachyméningite rhumatismale, curable. Après en avoir brièvement indiqué les causes principales, nous devons maintenant essayer de montrer que, malgré les apparences, cette doctrine est à l'heure actuelle encore soutenable.

Le problème ainsi posé, nous allons tenter de la résoudre à l'aide de l'anatomie et de la clinique.

ANATOMIE PATHOLOGIQUE

Malgré l'apparence paradoxale de cette proposition, l'anatomie pathologique est susceptible de nous fournir des arguments précieux encore qu'indirects.

En nous permettant de comparer l'intensité et l'étendue respective des lésions méningées, médullaires et radiculaires; celle des altérations viscérales, elle autorise et justifie quelques inductions touchant et le déterminisme évolutif de l'affection et la cause réelle de la mort.

Elle seule enfin, peut légitimer cette affirmation qu'il est des cas indéniables de pachyméningite cervicale dont la cause n'est ni l'alcoolisme, ni la tuberculose, ni la syphilis, ni la syringomyélie. Peut-être même nous conduira-t-elle, par élimination et analogie, à supposer la possibilité de la nature rhumatismale.

Examinons successivement chacun de ces points.

Et tout d'abord, est-il un cas où la mort, survenue par le fait d'une cause accidentelle, permette de saisir la lésion à ses premières phases et montre de façon indéniable la lésion méningée primitive et unique ? Il est presque superflu de dire comment et pourquoi l'existence d'un tel fait servirait la doctrine de la curabilité : il est bien évident que la pachyméningite sera d'autant plus curable qu'elle sera moins médullaire. Ses symptômes douloureux moteurs et trophiques, bien expliqués par l'existence d'une névrite radiculaire relevant de la compression, seront guérissables comme le sont toutes les névrites périphériques.

En 1873, M. le professeur Joffroy admettait la possibilité de ce cas, ainsi qu'en font foi les lignes suivantes, empruntées à sa thèse : « Nous sommes convaincu que sur un sujet atteint de pachyméningite chronique cervicale et succombant accidentellement au sortir de la période douloureuse, la moelle et les nerfs ne présentent que des lésions peu avancées. »

Nous devons reconnaitre que nous n'avons pas trouvé dans la littérature un seul exemple vraiment typique de lésions purement méningées ou méningo-radiculaires.

Sans doute, Sonnenkalb ne mentionne pas d'altération médullaire mais son autopsie, déjà très ancienne, n'est pas rapportée d'une façon assez explicite pour entrainer la conviction absolue.

Au contraire, tandis que les lésions radiculaires se montrent tantôt très intenses, tantôt presque nulles, les lésions médullaires paraissent s'observer toujours. Il semble donc qu'il y ait plutôt *pachyméningo-myélite* que *pachyméningite*, ce qui est plutôt défavorable à notre thèse.

Faut-il en induire que les deux processus sont contemporains ? Nous ne le croyons pas. Car, parfois, il est impossible de n'être pas frappé de la disparité flagrante qui existe entre l'intensité du processus méningé et la légèreté du processus médullaire. C'est

— 20 —

ainsi qu'il nous est possible d'emprunter à Kœppen, deux constatations anatomiques absolument confirmatives de cette proposition.

Dans l'une, la moelle ne présentait qu'une dégénération marginale légère, sans prolifération nucléaire.

Dans l'autre, les lésions plus considérables, siégeaient uniquement dans la substance blanche. Le malade était mort de broncho-pneumonie au huitième mois de sa pachyméningite.

Sans plus insister maintenant sur ces faits et sur les conséquences qu'ils comportent — nous aurons l'occasion d'y revenir, — nous devons nous demander dans quelle mesure il faut imputer la mort à ces lésions médullaires ou mieux à leurs conséquences.

Nous savons que par elles-mêmes, elles sont incapables de tuer et que seules, leur extension au bulbe les infections secondaires qu'elle favorise, amènent une terminaison fatale. Or, si l'on en juge par les six autopsies de la thèse de Joffroy, il n'est pas très fréquent que la mort résulte de la propagation bulbaire.

Car trois malades seulement présentent des phénomènes bulbaires. Et, sur ces trois, il en est un seul, celui de Kœhler qui meurt rapidement (en huit mois) et uniquement par son bulbe. Les deux autres ont en outre de ces troubles, soit une méningite cérébrale purulente (Abercrombie), soit une méningite spinale suppurée avec de la tuberculose pulmonaire (Charcot et Joffroy, 1869).

En somme, les infections secondaires banales ou tuberculeuses semblent jouer dans l'espèce un rôle plus important et plus fréquent que les troubles bulbaires.

La notion est intéressante au point de vue qui nous occupe, car ces complications indirectes, tuberculose pulmonaire, méningite purulente secondaire aux escharres, cystopyélo-néphrites ascendantes, sont dans une certaine mesure, des *accidents évitables*.

Ces divers points établis, il nous faut aborder sur le terrain anatomique, la question de nature et nous demander s'il y a des cas de pachyméningite cervicale qui ne relèvent ni de l'*alcoolisme*, ni de la *tuberculose*, ni de la *syphilis*, ni surtout de la *syringomyélie*.

Pour l'alcoolisme, l'anatomie pathologique est incapable de nous fournir des documents sérieux. La clinique, du reste, suffira à cette tâche.

Il en va bien autrement pour la tuberculose. Nous ne parlons pas de la pachyméningite *externe*, fibrocaséeuse et secondaire du mal de Pott, personne, n'ayant jamais songé à prétendre que, dans les cas en question, l'ostéite vertébrale tuberculeuse ait pu passer inaperçue sur la table d'autopsie.

Nous nous occupons uniquement de la possibilité d'une tuberculose méningo-spinale primitive et fibreuse ; est-il admissible de supposer qu'on ait méconnu sa nature véritable ?

Remarquons tout d'abord qu'il s'agit ici d'un processus chronique et qu'en général, la méningo-myélite tuberculeuse est aiguë ou subaiguë (Liouville, Raymond, etc).

Mais, admettons la réalité de cette tuberculose chronique primitive ; pour si scléreuse qu'elle puisse être, on devra trouver la cellule géante et le bacille.

Admettons même que des tubercules petits et très rares, étouffés dans la gangue fibreuse aient pu échapper aux anciens auteurs. Il n'en reste pas moins que, tout récemment, MM. Philippe et Oberthür y ont vainement recherché le bacille et que leurs inoculations sont restées négatives.

On ne saurait donc affirmer que tous les faits de pachyméningite ressortissent à la tuberculose latente, difficile à dépister.

Quant à la syphilis, il nous est aussi facile d l'éliminer. Là encore, nous laissons de côté la gomme pour ne discuter que l'infiltration scléro-gommeuse diffuse.

Sans doute, la pachyméningite comporte des lésions vasculaires et périvasculaires et même un certain degré d'infiltration embryonnaire, mais tout à fait insuffisant pour laisser invoquer la vérole.

Il y a plus, la topographie des lésions cadre mal avec cette hypothèse : la pachyméningite de Charcot est presque exclusivement cervicale ; la méningite syphilitique, alors même qu'elle est hypertrophique et cervicale, reste diffuse et atteint les méninges cérébrales.

Sans insister sur l'observation de Lamy où la méningite cervicale s'accompagne d'une double paralysie de la sixième paire, nous pouvons encore rappeler ces cas de Kœppen où la méningite cervicale spécifique s'accompagne une fois de l'atrophie du nerf optique, l'autre fois de démence.

La syphilis est impuissante à expliquer toujours

cette pachyméningite ; en est-il de même pour la syringomyélie?

Ici, le problème étant plus complexe, nous devons examiner séparément et successivement les deux points suivants : 1° y a-t-il un ou plusieurs cas bien authentiques de pachyméningite purs de toute syringomyélie? 2° lorsqu'il y a pachyméningite et syringomyélie, est-il anatomiquement possible de dire qu'il s'agit toujours l'un seul et même processus de *nature glieuse et quasi-spécifique?*

Nous croyons pouvoir répondre affirmativement à la première question, qu'il y a, à notre connaissance, aux moins deux cas de pachyméningite purs de toute syringomyélie. Nous voulons dire les cas de Sonnenkalb et de Pierret.

Ce dernier surtout est suggestif à cause de la précision de ses détails anatomiques et surtout à cause de cette particularité clinique qu'il s'accompagna de thermo-anesthésie.

Nous aurons à parler de ce symptôme à propos de la clinique, nous voulons pour l'instant insister sur ce fait qu'après avoir lu attentivement la description de Pierret, il nous est impossible d'y trouver la moindre apparence de syringomyélie.

Il y a sans doute de grosses lésions de myélite parenchymateuse, mais il n'y est question, ni de trous, ni même de foyers de désintégration granuleuse plus ou moins cavitaire.

L'auteur dit bien qu'il faut beaucoup d'attention pour arriver à reconnaître les parties constituantes de l'axe spinal. Les sillons antérieur et postérieur se distinguent encore à peu près, mais les commissures antérieure et postérieure sont confondues en une masse fibreuse remplie d'éléments jeunes et traversée par des vaisseaux énormes.

Tout ce qui pourrait dans la coupe représenter les cordons postérieurs et latéraux est le siège d'une altération semblable, c'est-à-dire d'une myélite parenchymateuse lente. Les cordons antérieurs seuls sont conservés et contrastent par leur intégrité presque absolue avec l'altération profonde des autres parties.

La substance grise est méconnaissable et, dans les points les plus malades, la sclérose qui l'a envahie lui a enlevé tous ses caractères morphologiques.

Dira-t-on que parce qu'il y a des lésions vasculaires et de la sclérose étendue dans la zône des cordons postérieurs et la substance grise, il s'agit là, à cause même du siège de la lésion, de gliose spécifique ? Nous demanderons alors pourquoi cette gliose n'a pas dégénéré et ne s'est pas creusée de cavités. Le malade est mort cinq ans après le début de l'affection et certains présentent la gliose pachyméningée comme la plus redoutable, la plus rapidement mortelle des syringomyélies.

De même qu'il y a des syringomyélies sans pachyméningite, il y a donc des pachyméningites sans gliose. Cette constatation a pour nous, il va sans dire, une grande importance.

Essayons maintenant de voir s'il est possible d'admettre l'existence d'un seul processus spécifique pour expliquer la combinaison de la syringomyélie et de la pachyméningite.

Bien que cette question ne ressortisse qu'assez indirectement à notre sujet et qu'à la rigueur nous eus-

sions pu nous contenter d'avoir démontré l'existence
de pachyméningite sans syringomyélie, nous avons
cru devoir l'aborder à cause de la fréquence même de
cette association.

Nous savons déjà qu'à ce propos toutes les possi-
bilités ont été envisagées et discutées : les uns subor-
donnant la lésion méningée à la lésion médullaire,
les autres soutenant l'opinion inverse. La coïncidence
fortuite et l'indépendance des deux processus est seule
restée sans partisans.

MM. Philippe et Oberthür, tout en spécifiant qu'ils
ne prétendent pas nier « l'individualité de la pachyméningite cervicale hypertrophique et l'identifier
dans tous les cas avec la syringomyélie », accordent
une importance primordiale aux lésions médullaires
parce qu'elles sont plus constantes (?) ; parce qu'elles
se voient sur une étendue plus considérable de l'axe
spinal et en dehors des points où siège la méningite,
parce qu'enfin les pachyméningites syphilitiques ou
tuberculeuses ne se compliquent pas de gliose. Ils
pensent du reste qu'à un certain degré de leur évolution, les lésions méningées peuvent retentir sur la
moelle et vice versa. Mais, ajoutent-ils, « les lésions
médullaires ne nous paraissent pas diriger le processus méningé ; nous serions plutôt disposés à admettre
que ces deux ordres de lésions se développent simul-
tanément sous la dépendance d'une même cause et
qu'elles sont les localisations différentes d'un processus unique, processus unique qui n'atteint la méninge
que lorsque l'action pathogène est d'une certaine
intensité. » Et ils reconnaissent à ce processus syringomyélique une spécificité histologique nettement

caractérisée, une marche assez rapide et une évolution
aiguë.

Nous nous bornerons à rappeler que M. le Professeur Brissaud admet, au contraire, la réalité de la
gliomatose secondaire parce qu'il la voit survenir
non seulement dans la pachyméningite mais dans la
myélite aiguë diffuse, dans la syphilis médullaire,
dans le tabès. Il cite encore ce fait que « Krönthal a
vu les formations cavitaires survenir à la suite d'une
stase veineuse produite elle-même par une diminution
de volume du canal rachidien. De Verhoogen et
Vandervelde ont vu une carie vertébrale sans exos-
tose provoquer une pachyméningite circonscrite dont
les effets furent les mêmes.

Et c'est vraisemblablement pour répondre à ces
arguments depuis longtemps connus que MM. Philippe et Oberthür sont conduits à soutenir la spécificité du processus qu'ils décrivent minutieusement.

Or, sur quels arguments repose cette spécificité ou
cette quasi-spécificité d'un processus qui paraît
devoir se placer sur le terrain neutre, encore aujour-
d'hui bien incertain, qui sépare les néoplasmes vérita-
tables des néoplasies inflammatoires ?

Son aspect, son évolution, jusqu'à sa topographie,
tout en lui est particulier, spécial.

En effet, au point de vue élémentaire, nous voyons
que cette gliose est constituée par les cellules et les
fibres névrogliques normales. Ces éléments subissent
des modifications de nutrition, le noyau est plus ou
moins arrondi, plus ou moins riche en chromatine, le
protoplasma plus ou moins colorable ou granuleux,

mais ces *cellules ne sont jamais déviées de leur type morphologique.*

Leur évolution régressive consiste en une nécrose élémentaire, primitive elle aussi, particulière. Le siège initial constant, c'est le voisinage de la corne postérieure et parfois les méninges.

Admettant sa spécificité, nous avouons ne pas très bien comprendre par quel mécanisme le plus ou moins d'intensité d'action de son agent pathogène fait qu'il se localise tantôt uniquement sur un tissu d'origine ectodermique tel que la névroglie, et tantôt sur un tissu mésodermique tel que la dure-mère.

Comment expliquer qu'il se présente identique à lui-même en ces deux tissus d'origine si profondément différente ? Cette apparence ne peut s'expliquer que de deux façons.

Ou bien, il faut admettre, ce qui est invraisemblable, que la gliose ectodermique s'est propagée à la dure-mère mésodermique, comme un vrai néoplasme. Ou bien, il faut reconnaître que cette apparente identité n'est qu'une grossière ressemblance due à l'aspect fibrillaire des deux tissus. Car enfin, il n'est pas possible d'homologuer scientifiquement une cellule embryonnaire dure-mérienne à une cellule névroglique spéciale. Au reste, trouvons-nous, dans la description de MM. Philippe et Oberthür une cavité dure-mérienne qui rappelle la cavité spinale ? Il n'en est aucune. Et ces auteurs se bornent à signaler à la partie interne une zone dans laquelle le tissu semble en voie de dégénérescence bien qu'ils reconnaissent que les points complètement nécrosés soient exceptionnels.

Dans ces conditions, il nous semble difficile d'admettre la nature « glieuse » de toutes les pachyméningites combinées à la syringomyélie. Nous verrons du reste ultérieurement quelles profondes différences cliniques séparent les cas de pachyméningites avec syringomyélies, des cas de syringomyélie pachyméningitique décrits par MM. Philippe et Oberthür.

Ne sommes-nous pas en droit maintenant de considérer qu'en nombre de circonstances, le syndrome anatomo-clinique de la syringomyélie vient compliquer la pachyméningite et provoquer la mort pour son compte.

Mais, cette complication, pour très fréquente qu'elle soit, n'est pas nécessaire et absolument constante. On conçoit donc qu'il y ait des pachyméningites curables.

Il ne nous reste plus maintenant qu'à nous demander si le processus même de la pachyméningite de Charcot nous permet une supposition plus ou moins légitime touchant sa nature possible ou probable.

Nous allons le résumer dans ses grands traits :

Passons rapidement en revue les altérations observées sur les muscles, les nerfs, la moelle pour nous arrêter surtout aux lésions méningées.

Altérations des muscles. — Elles consistent en une dégénération inégale : tantôt la fibre est simplement atrophiée, diminuée de volume, son diamètre transversal pouvant subir une réduction considérable, la striation étant peu apparente. Tantôt, elles présentent les apparences classiques de la dégénérescence granulo-graisseuse. Les noyaux de sarcolemme sont prolifèrés. Le tissu conjonctif interfasciculaire est lui-même proliféré ; il peut subir la dégénérescence graisseuse. Les vaisseaux sont généralement sains.

Altérations radiculaires et névritiques. — Remarquons tout d'abord la prédominance des altérations radiculaires sur les périphériques.

Les lésions radiculaires ne sont pas elles-mêmes d'une absolue constance. Elles peuvent faire défaut ; elles peuvent être considérables : les quelques tubes nerveux qui persistent sont alors envahis et étouffés dans la gangue formée de fibrilles et de noyaux qui les enserre.

Altérations médullaires. — Elles sont de deux ordres bien distincts : les unes apparaissent comme liées étroitement à l'évolution du processus pachyméningé et cela, quelle que soit l'interprétation adoptée pour expliquer cette lésion ; les autres ressortissent uniquement aux phénomènes de dégénération ascendante ou descendante consécutifs à la présence du foyer de myélite cervicale associé à la pachyméningite.

Ces phénomènes de dégénération offrent eux aussi une constance et une intensité variables. Ce fait a également son importance à notre point de vue, surtout si l'on admet avec M. le professeur Brissaud, qu'il est erroné d'attribuer toujours à une sclérose des cordons latéraux la paraplégie spasmodique et si l'on admet avec lui qu'une simple *irritation spinale* suffit à créer cet état.

Dans ces conditions, il devient facile de comprendre comme le dit encore M. le professeur Brissaud que « la maladie marche spontanément sinon toujours vers la guérison, du moins vers une grande amélioration le plus souvent ».

Au sujet du foyer de myélite parenchymateuse cervicale avec foyers de désintégration granuleuse plus ou moins cavitaire, nous serions amenés à discuter à nouveau s'il s'agit presque toujours, sinon toujours, d'un processus quasi-spécifique de nature glieuse. Sans aborder à nouveau cette question, disons que MM. Philippe et Oberthür ont insisté sur les analogies que comportaient leur description et celle de M. Joffroy.

Tout en reconnaissant ces analogies et sans répéter les arguments que nous avons fait valoir contre la spécificité, nous nous bornerons à rappeler que les faits, plus haut signalés et empruntés à Sonnenkalb à Kœppen où l'on voit une disparité flagrante entre l'intensité des processus méningés et médullaires, nous paraissent assez mal cadrer avec la doctrine qui donne le pas aux lésions médullaires sur les lésions méningées à cause de leur constance, de leur étendue plus grande. Nous ajouterons encore que l'extension bulbaire ou descendante de ce foyer est assez rare dans les cas de pachyméningite de Charcot alors qu'elle est assez fréquente dans les cas de MM. Philippe et Oberthür.

Altérations méningées. — Cette pachyméningite *interne* qui aboutit à la symphyse ou l'ankylose méningo-spinale, paraît débuter à la face postérieure de la région médullaire cervicale inférieure et s'étend autour de la moelle « l'enserrant comme dans un anneau fibreux où la pie-mère et l'arachnoïde ne sont plus reconnaissables ».

Ainsi engainé, le renflement cervical, considérablement épaissi sur une hauteur de 6 à 7^{cm}, constitue une sorte de tumeur allongée, fusiforme.

« A la coupe, le tissu des méninges épaissies est résistant, élastique, d'aspect fibreux et disposé d'une manière plus ou moins marquée en couches concentriques. »

Au-dessous de la dure-mère, on distingue la pie-mère beaucoup moins épaissie. Tantôt ses adhérences à la dure-mère sont telles qu'on peut encore les rompre et, par dilacération, séparer les deux méninges l'une de l'autre. D'autres fois, l'adhésion est telle que la séparation ne peut plus se faire et que la limite entre les deux membranes n'est plus marquée que par une disposition plus feuilletée, plus prononcée au niveau de leur jonction. L'épaisseur des méninges altérées peut atteindre aussi 6 à 7 millimètres.

Histologiquement, MM. Charcot et Joffroy avaient comparé ce tissu à celui de la cornée à cause de son aspect et de sa consistance.

Ils l'avaient vu constitué « par des faisceaux de tissu conjonctif fibroïdes, disposés régulièrement par couches concentriques et séparés de distance en distance par des espaces lacunaires fusiformes ou étoilés. Les vaisseaux sont augmentés de nombre et leurs parois sont fort épaisses. » Et plus loin : « On voit sur les préparations de M. Pierret que la coque fibreuse qui enveloppe la moelle est composée de dedans en dehors par la pie-mère hypertrophiée puis par deux couches également épaisses et assez distinctes.

La plus externe paraît être la dure-mère hypertrophiée et l'autre résulte probablement de l'organisation à sa surface interne des produits inflammatoires. »

A quelques détails près, cette description empruntée à la thèse de M. Joffroy est identique à celle toute récente de MM. Philippe et Oberthür. Ces auteurs ont du reste fait remarquer la profonde analogie qui à l'œil nu et au microscope donnait une ressemblance absolue à la pachyméningite de Charcot et à leur syringomyélie pachyméningitique.

Les quelques détails nouveaux que comportent leur travail consistent en ce que les fibres tourbillonnent autour des vaisseaux, un peu comme dans les nodules glieux médullaires et en la dégénérescence de la partie interne.

Et même, ce dernier fait se trouve signalé en des termes différents, ceux de l'époque, dans la note de Pierret.

Nous insistons à dessein sur cette analogie qui nous permet de rappeler les inductions que les auteurs ont tirées sur la marche et la nature probable.

Nous avons du reste déjà dit que pour eux il était compatible avec une évolution rapide. Ajoutons encore qu'ils rejettent sa nature syphilitique, tuberculeuse, voire microbienne. A l'appui de ce dernier dire, ils rappellent leurs inoculations négatives : l'absence de tout bacille sur les coupes. Ils pensent même que l'absence, également constante, des « leucocytes polynucléaires, si abondants dans les méningites microbiennes, plaide également contre cette hypothèse. »

Comme tous les cas qui nous occupent ont au contraire évolué avec une grande lenteur et, comme d'autre part, le processus méningé, à notre avis, rappelle celui des fibroses les plus lentes, nous ne sommes pas surpris de l'absence des polynucléaires, et nous croyons que celle-ci ne peut suffire à éliminer d'emblée l'idée que ce processus inflammatoire chronique relève d'une infection. Et cette infection ne pourrait-elle pas être le rhumatisme ? Si l'on veut bien se rappeler que le rhumatisme est capable d'engendrer seul et de façon certaine une symphyse péricardique totale, on concevra peut-être qu'il est capable de faire une symphyse méningo-spinale. Au reste, le rhumatisme, auteur fréquent et incontestable de nombreuses scléroses mésodermiques, produit encore ces ténosites et ces synovites chroniques, qui ne sont pas sans analogie, dit le professeur Brissaud, avec la méningite qui nous occupe.

A ce propos, nous tenons encore à placer une remarque sur l'évolution du rhumatisme, qui est tantôt rapide, tantôt chronique. Sa marche chronique cadre avec celle des cas trouvés dans la littérature, cas presque toujours fort lents ; elle cadre également très bien avec la rapidité plus grande, anormale, des faits de Burtin, Philippe et Oberthür, ainsi que de notre cas personnel.

C'en est assez pour permettre de supposer que la pachyméningite de Charcot, pour être généralement chronique, ne soit pas parfois aiguë ou subaiguë.

En résumé donc, l'anatomie pathologique nous permet de dire qu'il y a des cas de pachyméningite sans tuberculose, sans syphilis, sans syringomyélie.

Elle nous montre que dans les cas où la pachyméningite et la syringomyélie sont combinées, celle-là

n'est pas toujours subordonnée à celle-ci. Elle nous
montre que la pachyméningite ne tue guère que par
des complications qui ne sont jamais nécessaires et qui
sont souvent évitables. Elle nous présente un processus
inflammatoire chronique, banal, susceptible de relever, dans certains cas, sinon toujours, du rhumatisme.

C'est à la clinique maintenant de confirmer ces
inductions.

ETUDE CLINIQUE

La clinique doit nous éditer sur les points suivants : la symptomatologie de la pachyméningite est-
elle assez typique pour en permettre le diagnostic ;
l'analyse rigoureuse de son évolution justifie-t-elle la
bénignité du pronostic ; les notions recueillies par
l'étiologie jointes aux effets de la médication salicylée
permettent-elles de supposer avec vraisemblance sa
nature rhumatismale ?

SYMPTOMATOLOGIE, ÉVOLUTION

Ici notre tâche devient facile : nous n'avons qu'à
rappeler la belle description de Charcot et à mentionner les quelques symptômes ultérieurement signalés.

Disons tout d'abord qu'il n'est pas un seul des
symptômes de la pachyméningite dont la valeur soit
pathognomonique et permette, à lui seul, le diagnostic. C'est là, du reste, un fait habituel en pathologie
méningée et sur lequel M. Dupré a depuis longtemps
déjà attiré l'attention. La souffrance d'une méninge,
qu'elle soit cérébrale ou spinale, qu'il s'agisse d'un
processus aigu ou chronique, ne s'exprime en clinique qu'indirectement, par le moyen de ses retentisse-

ments corticaux, spinaux ou radiculaires. Il en résulte nécessairement que seuls, le groupement parfois spécial et l'évolution souvent particulière de ces symptômes permettent l'individualisation et la reconnaissance du type morbide. La pachyméningite de Charcot n'échappe pas à cette loi de la pathologie générale des séreuses et ce qui la caractérise bien plus que ses troubles sensitifs moteurs ou trophiques, c'est son évolution, c'est-à-dire la succession, dans un ordre à peu près immuable, de ses symptômes.

Cette évolution clinique, traductrice plus ou moins fidèle des étapes anatomiques, d'abord *méningée* puis *radiculo-médullaire* de la symphyse méningo-spinale, se divise aisément en trois grandes périodes :

1° Période douloureuse;
2° Période paralytique ;
3° Période trophique.

Ces deux dernières se confondent bien souvent et répondent à la phase de l'envahissement myélo-radiculaire, tandis que la première correspond au stade initial de la lésion méningée pure. Tantôt les première et deuxième périodes sont séparées par un stade intermédiaire de rémission apparente ; tantôt elles sont plus ou moins confondues, la période douloureuse persistant encore après l'apparition de la période paralytique. Ce sont là autant de difficultés pour le diagnostic. Étudions la symptomatologie de chacune de ces périodes.

Période douloureuse. — Il est rare que le début survienne rapidement et que d'emblée les douleurs atteignent leur intensité maxima. Ce sont presque toujours des douleurs vagues et sourdes, localisées à la partie occipitale de la tête ou à la face postérieure du cou, qui gênant les mouvements, sont prises par les malades, voire les médecins, pour un simple torticolis. Ces douleurs, déjà sont intermittentes, disparaissent complètement pour reparaître plus intenses. Et ainsi, en un temps qui varie entre quelques jours et quelques semaines, se constitue peu à peu la période des *pseudo-névralgies.*—Ce sont des pseudonévralgies car elles ne siègent jamais ou presque sur un trajet nerveux bien déterminé. Elles occupent un territoire assez vaste qui comprend la nuque et la racine des épaules, et que le malade, d'ordinaire, éprouve quelques difficultés à préciser.

D'ordinaire bilatérales, elles irradient parfois déjà à la face, au front (céphalée fronto-occipitale).

D'abord sourdes, lancinantes, elles ne tardent pas à présenter des paroxysmes irréguliers dans leur durée et dans leur apparition.

Au moment de ces paroxysmes, souvent vespéraux, les douleurs sont toujours intenses, parfois atroces et capables d'arracher des cris aux malades.

Ceux-ci comparent leur douleur à « un fer chaud », à « des brûlures ».

Puis, ces douleurs se calment sans complètement disparaître. Calmées en général par le chaud, elles s'exaspèrent au moindre mouvement, parfois par la percussion du rachis.

Un peu plus tard, elles s'accompagnent d'irradiations brachiales, parfois dorso-lombaires, voire thoraciques, qui ne sont pas sans analogie avec les douleurs fulgurantes des tabétiques.

Dans l'intervalle, les malades ressentent des sensations de picotements, de fourmillements dans les mains.

D'ordinaire, cette phase douloureuse existe seule pendant quatre ou six mois et disparaît alors complètement pour faire place à la phase paralytique.

Toutefois, il n'est pas exceptionnel de voir survenir quelques accès douloureux soit à la nuque, soit plus souvent au niveau des coudes, dans le courant de la période paralytique.

Période paralytique. — Si parfois, elle aussi, la phase paralytique, peut débuter rapidement et brusquement, il est plus ordinaire de la voir apparaître lentement, progressivement. Il est également dans la règle d'observer que cette paralysie demeure longtemps incomplète et épargne plus souvent les membres inférieurs que les supérieurs.

Elle commence toujours par les membres supérieurs, les frappant tour à tour et souvent inégalement.

Jamais il ne s'agit d'abord d'une monoplégie brachiale et antibrachiale complète. C'est une faiblesse lentement progressive du membre qui fait que les malades ne peuvent mettre la main sur la tête ou serrer avec force leur couteau ou leur fourchette. Du reste, à l'époque même où la paralysie véritable a remplacé la simple faiblesse, elle n'est jamais totale, elle ménage certains groupes musculaires, ceux du bras, ceux de la face postéro-externe de l'avant-bras. Elle s'attaque de préférence aux muscles de la ceinture scapulaire, à ceux du groupe antéro-interne de l'avant-bras, aux petits muscles interosseux et thénariens de la main. Et cette paralysie progressive qui, au début, est quelquefois flaccide ne tarde pas à devenir spasmodique contracturante.

La paraplégie des membres inférieurs, toujours postérieure en date à celle des membres supérieurs est, en général, beaucoup moins intense.

C'est une paraplégie spasmodique incomplète qui donne à la marche une certaine raideur, rend impossible la course et la station debout prolongée.

Presque toujours la force musculaire est conservée et les seuls symptômes objectifs bien appréciables sont une exagération des réflexes rotuliens, le clonus plus ou moins marqué du pied.

Parfois cependant, la paraplégie est complète, nécessite le séjour au lit et s'accompagne de troubles sphinctériens vésico-rectaux, d'escharres.

Il est tout-à-fait exceptionnel, surtout dans les cas qui nous occupent, de voir la paralysie gagner les muscles respiratoires ou le bulbe, se manifestant alors par de la dysphagie, de la tachycardie, de la dyspnée.

Parfois, elle atteint les muscles oculaires, c'est ainsi que Joffroy a observé de la diplopie et que dans notre observation, il y a du myosis. Du reste le myosis et la mydriase sont signalés dans diverses observations.

Hirtz a vu survenir du hoquet.

Dans la forme qui nous occupe, les convulsions sont exceptionnelles.

Le tremblement, très rarement signalé dans la pachyméningite, était manifeste dans le cas qu'il nous a été donné de suivre.

Quelques-uns des malades de Hirtz ont présenté du satyriasis.

Lorsqu'est ainsi constituée la période paralytique, on ne tarde pas à observer des mouvements ou des contractions fibrillaires dans les muscles paralysés ; et bientôt, ces muscles commencent à s'atrophier.

La troisième période, période des *troubles trophiques*, est ouverte. Nous savons que celle-ci peut se confondre plus ou moins avec la précédente et, surtout, qu'elle n'est pas nécessaire, l'amélioration pouvant survenir avant ou du moins peu après son apparition.

Cette période ne comporte pas seulement l'atrophie musculaire, elle comporte encore des troubles trophiques phanériens. Elle peut s'accompagner d'éruptions bulleuses, zostériformes, de troubles trophiques des ongles qui deviennent cassants, striés, de troubles trophiques de la peau qui devient sèche, ichtyosique ou lisse et comme vernissée. Signalons encore son œdème, sa pâleur ou sa rougeur momentanée (Vulpian).

Du reste, ces phénomènes ne sont pas très habituels dans la forme que nous étudions ici.

Ce qui domine la scène clinique, c'est l'atrophie musculaire et les rétractions tendineuses.

Cette atrophie musculaire épargne presque toujours les membres inférieurs pour frapper les groupes paralysés de l'épaule et surtout de l'avant-bras et de la main.

Sous l'influence de la paralysie contracturante, atrophique, des fléchisseurs, des interosseux et des thénariens, la main se met en griffe, le pouce fléchi sous les autres doigts et, comme la tonicité des extenseurs-supinateurs persiste, le poignet se relève et s'écarte légèrement de l'axe du corps, prenant l'attitude qu'il a dans le geste du *prédicateur*.

Pour être fréquente dans la pachyméningite, cette main de prédicateur, comme on l'appelle, est loin d'y être constante et il est non moins incontestable qu'elle s'observe dans d'autres affections.

Pas plus que les autres signes, elle n'est pathognomonique.

Les troubles de la sensibilité objective semblent assez peu importants dans les observations rapportées par leurs auteurs à la forme curable. La sensibilité objective est normale dans l'observation IX de Joffroy (thèse 1873), dans celles de Burtin, de Vulpian, dans les deux dernières observations — incomplètes d'ailleurs, de Berger, dans celles de Féré et de Charcot, dans la deuxième observation de Hirtz.

Une simple hyperesthésie cutanée est mentionnée dans les observations de Joffroy (1876), Berger (I et II), Hirtz (I) et dans la nôtre.

Les observations III et IV de Joffroy et celle de Forestier (1897), mentionnent simplement un émoussement de tous les modes de sensibilité. Nous ne trouvons nulle part signalée la dissociation dite syringomyélique de la sensibilité.

Toutes ces observations s'accordent à mentionner l'absence de troubles viscéraux et de fièvre.

Nous verrons ultérieurement si les difficultés diagnostiques créées par ce tableau clinique sont insurmontables, essayons d'établir le pronostic.

PRONOSTIC

Nous devons considérer séparément le pronostic *quoad vitam* et le pronostic *quoad functionem*.

Le pronostic *quoad vitam* est bénin. La lenteur du processus, l'état stationnaire qui survient et persiste après 2, 4 ou 15 ans de maladie, la mort survenant elle-même par le moyen des complications indirectes, dans une certaine mesure évitables, tout, en un mot, s'accorde à confirmer cette bénignité.

Il est, par contre, plus délicat d'établir celle du pronostic *quoad functionem* ou, ce qui est identique, la curabilité de la pachyméningite.

Sans doute, il existe quelques observations démonstratives à cet égard, mais l'évolution même de la pachyméningite nous impose quelques réserves : sa marche, sujette aux rémissions plus ou moins prolongées, doit nous tenir en garde contre cette erreur qui consisterait à prendre pour une guérison définitive et durable une simple accalmie passagère et contre cette autre erreur qui attribuerait à l'intervention thérapeutique l'existence d'une accalmie spontanée. Et, à ce point de vue, la lenteur parfois très grande du processus engendre une autre difficulté, car il est pratiquement bien difficile de suivre un malade pendant des années.

Remarquons à ce propos que si, d'une façon générale, l'évolution de la pachyméningite est lente, cette lenteur est sujette à des variations assez considérables lorsqu'on considère les cas extrêmes. Très lente, elle peut durer jusqu'à 10 et 15 ans; très brève, elle peut n'exister que pendant quelques mois, sa durée moyenne oscillant entre deux et quatre ans.

Ajoutons qu'il est des cas où l'amélioration, en réalité la rémission, a persisté trois ans.

On conçoit toutes les difficultés pratiques que soulève la simple question de savoir si l'on se trouve en présence d'une amélioration véritable ou d'une rémission. Nous n'en voulons pour preuve que la très intéressante observation publiée en 1807 par Forestier, dans laquelle l'amélioration survenue à la quatrième année, persiste trois ans et ne tarde pas à être suivie d'une nouvelle phase d'aggravation, laquelle se prolonge jusqu'à l'époque de la publication.

Nous croyons utile de résumer brièvement ici même ce cas :

Il s'agit d'un homme de 40 ans employé de police, dont le père eut une paralysie faciale avec tic convulsif et dont une sœur eut des convulsions à l'âge de deux ans.

Lui-même a eu des convulsions à l'âge de trois ans. Il n'est ni syphilitique, ni alcoolique.

Le début de sa pachyméningite remonte au mois d'avril 1887. Il eut un refroidissement et quatre jours plus tard, il ressentit dans le dos puis dans la nuque des douleurs qui se propagèrent ensuite dans les bras et surtout dans le gauche. Ces douleurs semblables à des piqûres d'épingle, s'exagéraient la nuit et lors des mouvements. Cet accès dura un mois. En septembre 1887, les mêmes douleurs reparaissent ; elles sont moins aiguës et se calment par l'antipyrine, le malade se croit guéri au bout de dix jours. En 1888 et 1889, les accès douloureux apparaissent tous les vingt jours. En décembre 1888, l'avant-bras gauche et la main s'amaigrissent et deviennent impotents. En juin 1890, les épitrochléens, les interosseux et les thénariens sont atrophiés (main de prédicateur); glossyskin. Hypoesthésie. Exagération du réflexe rotulien gauche. En 1891, après vingt douches-massages prises à Aix, l'amélioration est notable : la peau est redevenue normale, l'atrophie musculaire a diminué, les mouvements de flexion des doigts sont possibles et assez forts. Cette amélioration dure jusqu'en 1894. En 1895, après une nouvelle exposition au froid, apparaît une grande faiblesse dans la jambe gauche. En 1896, cette jambe maigrit, puis c'est le côté gauche de la poitrine ; douleurs lancinantes dans le genou et parfois le cou-de-pied gauches. Clonus ; mydriase puis myosis à gauche ; abolition du réflexe pupillaire.

Il paraîtra tout d'abord que cette observation est précisément très démonstrative contre la thèse soutenue. Nous ne le croyons pas : elle doit simplement entraîner la prudence la plus grande dans l'appréciation de la guérison. A ce point de vue son enseignement est utile. Il ne l'est pas moins en nous montrant que la récidive survenue après trois ans d'amélioration a été précédée d'une nouvelle exposition prolongée au froid, circonstance déjà signalée à l'origine même de la maladie. Ce fait ne nous permet-il pas de supposer que, sans cette seconde intervention du facteur pathogène, l'amélioration eût persisté définitive ?

Au reste, déjà en 1886, M. Hirtz avait insisté sur les rechutes temporaires et sur les aggravations momentanées qui précèdent la guérison définitive. Examinons les quelques observations d'amélioration notable ou de guérison afin de savoir s'il est encore possible d'affirmer la curabilité.

L'observation IV de la thèse de *Joffroy* nous montre l'existence d'une véritable amélioration, trois ans après le début de l'affection : l'atrophie disparait, la motilité se rétablit dans les avant-bras et dans les mains.

L'observation IX ne nous offre qu'une amélioration très relative : les douleurs ont disparu mais la paralysie atrophique et contracturante subsiste.

L'observation de *Joffroy*, publiée en 1876 dans les *Archives de médecine*, nous montre une malade qui commençant sa pachyméningite par des vomissements, des vertiges et des lipothymies, ne tarde pas à éprouver des douleurs lombaires puis cervicales, exaspérées par les mouvements. Au bout de six mois, les douleurs irradient dans les bras. Ces douleurs s'accompagnent d'hyperesthésie et de fourmillements.

Au sixième mois, la diplopie apparait et dure deux mois ; en même temps, les membres inférieurs se paralysent ainsi que les membres supérieurs. L'atrophie musculaire s'établit à l'épaule, aux épitrochléens, et aux muscles de la main ; la peau devient lisse, les ongles se rayent. Ces symptômes évoluent ainsi pendant dix-huit mois. Ils sont stationnaires depuis deux mois lorsqu'on donne des bains sulfureux et qu'on recourt à l'électrisation. Après deux mois de traitement, l'amélioration est sensible. Les muscles atrophiés augmentent de volume, les mouvements fibrillaires disparaissent. Les mouvements reparaissent dans les parties paralysées.

L'observation de *Bartin* nous montre une malade qui, après huit jours de douleurs cervico-nuquales, éprouve de la gêne dans les mouvements de l'avant-bras et de la main droite. Les douleurs siègent maintenant dans les espaces intercostaux, dans le membre supérieur droit. Les mains se tuméfient pendant 15 jours.

La main et l'avant-bras droit s'amaigrissent. Les douleurs apparaissent dans le membre gauche.

Après huit jours de traitement (électrisation), les douleurs disparaissent, la force revient et les muscles atrophiés augmentent de volume. La malade travaille et ne revient plus, si bien que la terminaison réelle demeure inconnue.

La première observation de *Berger* a trait à une femme dont la pachyméningite évolua avec tous les symptômes (douleurs cervico-brachiales, paralysie atrophique, parcellaire des quatre membres) et qui guérit complètement après quatre mois de traitement (courants galvaniques, séton, iodure). L'amélioration, d'abord lentement progressive, devint complète. La malade fut revue quelques années plus tard dans un état de santé parfaite.

Dans la seconde observation de Berger, il s'agit d'un jeune homme dont la pachyméningite évolua en quatre mois avec douleurs et raideur cervicale, double paralysie brachiale et atrophie musculaire, gonflement œdémateux des mains.

Le cinquième mois, il ne persistait que de l'affaiblissement et de l'amaigrissement des bras avec des sensations de brûlure dans les doigts. Il ne fut pas suivi ultérieurement.

Le même auteur mentionne encore, mais très brièvement, deux autres faits dans lesquels la guérison fut
complète.

Féré rapporte une observation très complète de
pachyméningite qui dura un an et qui, après 6 mois
des douleurs habituelles, aboutit à une quadruplégie
atrophique et contracturante. Les phénomènes paralytiques ont rétrocédé, les mouvements ont réapparu,
l'atrophie a disparu. Les rétractions tendineuses ont
été sectionnées chirurgicalement et depuis, la malade
peut vaquer à ses occupations et faire un kilomètre
sans se fatiguer.

La première observation de Hirtz nous permet de
suivre pendant quatre ans l'évolution d'une pachyméningite et nous fait assister à sa guérison complète,
le malade pouvant, neuf ans après, se livrer à des
travaux de jardinage fatigants.

La deuxième observation de Hirtz se rapporte à une
pachyméningite d'évolution assez rapide.

Le malade, très amélioré, ayant subi un nouveau
coup de froid, perd le bénéfice de son traitement et
ce n'est qu'un an plus tard qu'il est définitivement
guéri. Ce malade avait été azoturique pendant toute
l'évolution de la pachyméningite ; il cessa de l'être
lorsqu'il fut guéri.

Nous trouvons enfin dans les leçons du mardi (1888-
1889), l'histoire d'une femme qui guérit complètement de sa pachyméningite. Sa pachyméningite dura
trois ans, et trois ans plus tard, la guérison était
complète; et celle d'une autre femme chez qui la pachyméningite rétrocéda mais laissa une atrophie définitive des muscles de la main.

Notre observation personnelle relate l'histoire d'un homme qui après avoir présenté de violentes douleurs brachio-cervicales, un affaiblissement des membres supérieurs et une parésie spasmodique des membres inférieurs avec myosis et tremblement sans troubles sphinctériens quitta le service assez amélioré pour reprendre son travail.

A coup sûr, toutes ces observations n'ont pas une valeur probante identique.

Tout d'abord, les unes ne montrent qu'une amélioration plus ou moins relative (Joffroy IX-1873; Berger II, Charcot).

D'autres, n'ayant pas été suivies pendant assez longtemps, prêtent le flanc à la critique et, permettent de se demander si la maladie n'a pas continué à évoluer ultérieurement. Telles sont les observations de Joffroy (1875), Burlin, Berger (III et IV), et la nôtre.

A propos de celle-ci, tout en reconnaissant qu'il est regrettable de n'avoir pu suivre pendant plus longtemps notre malade, nous ferons remarquer qu'il est sorti pour reprendre son travail et qu'il devait revenir, en cas d'aggravation nouvelle; or il n'est pas revenu.

Il n'en reste pas moins que la première observation de Berger, celle de Féré, celles de Hirtz et de Charcot, suivies pendant longtemps, nous apportent la démonstration absolue de la curabilité de la pachyméningite.

Ces observations nous ont paru exemptes de toutes lacunes et elles nous paraissent suffisantes pour entraîner la conviction.

Cette notion de la curabilité établie en pratique se

justifie amplement par cette considération théorique que les troubles sensitifs, paralytiques et trophiques relèvent d'une névrite radiculaire, guérissable comme les autres névrites périphériques.

Cet autre fait d'observation que la guérison semble d'autant plus facile que le traitement intervient plus tôt s'explique également parce que plus on se rapproche du début de l'affection, moins la moelle doit être altérée.

Il va sans dire que si l'évolution de ces formes curables paraît singulièrement moins longue que celle des premiers cas observés, c'est que leur évolution a été heureusement arrêtée, soit spontanément, soit par le traitement. Cette notion de la curabilité, solidement établie, sera de quelque utilité pour la discussion diagnostique.

DIAGNOSTIC

La réalité de la pachyméningite de Charcot établie ainsi que sa curabilité, il nous faut voir s'il est possible d'en faire, avec quelque vraisemblance, le diagnostic clinique.

Ce diagnostic comporte deux étapes successives : la première, c'est la reconnaissance de la pachyméningite, type spontané de Charcot et Joffroy ; la seconde, c'est la recherche de sa cause probable et ce, par le moyen de l'étiologie clinique appuyée sur les notions antérieurement fournies par l'anatomie pathologique et confirmée par les données empruntées à la pathologie générale.

Essayons, tout d'abord, de distinguer la pachyméningite de Charcot des affections diverses avec lesquelles elle est susceptible d'être confondue.

Ce diagnostic, longtemps considéré comme très facile, ne doit plus être fait aujourd'hui qu'avec les plus grandes précautions et, cela, parce qu'il offre, dans certains cas, des difficultés sinon absolument insurmontables, du moins très considérables. Nous allons passer en revue les diverses causes d'erreur et nous nous arrêterons à celles qui demandent l'examen le plus minutieux.

Il est presque superflu de rappeler ici que ces difficultés tiennent à ce qu'il n'est pas de symptôme pathognomonique et que seuls, l'ensemble des symptômes, leur *succession* permettent le diagnostic qui, en règle générale, ne devient possible qu'à la deuxième période.

Ce n'est guère qu'au début de l'affection que la confusion est possible avec le *torticolis*. Et même, dès cette époque, le caractère paroxystique des douleurs, leur fréquente exaspération vespérale, leur exagération par les mouvements de la colonne vertébrale pourraient empêcher cette erreur si fréquente.

Le *rhumatisme musculaire*, du reste plus rare à la région cervicale qu'à la région lombaire, est en général unilatéral (Robin et Londe) tandis que la douleur de la pachyméningite, presque toujours médio-nuquale irradie symétriquement aux deux épaules et à toute l'étendue de l'occiput.

L'absence, presque constante, de fièvre, le manque absolu de gonflement, les intermittences douloureuses, le fait que la percussion du rachis et la pression sur les vertèbres sont indolores permettront d'éliminer le *rhumatisme articulaire aigu vertébral* et, cela même lorsqu'il y aura des arthralgies scapulaires ou du coude.

On éliminera l'*hystérie* en constatant l'absence de tous ses stigmates habituels. On n'oubliera pas non plus que ce diagnostic d'hystérie, porté à la légère, peut être préjudiciable au malade.

La *congestion de la moelle*, surtout la congestion a frigore, peut un temps prêter à confusion.

Sans doute, elle s'accuse par des douleurs sourdes

le long de la colonne vertébrale augmentées par la pression des apophyses, par les efforts et par la marche avec sensation de fourmillements dans les extrémités ; il y a aussi des contractures, un léger degré de parésie paraplégique et tous ces symptômes offrent des alternances d'amélioration et d'aggravation.

Mais, outre que ces symptômes durent peu de temps, la brusquerie de leur début, la localisation de la douleur au rachis lombaire, le fait que la paralysie siège uniquement aux membres inférieurs et augmente lorsque le malade est couché (Brown-Séquard) permettront de différencier assez facilement la pachyméningite de la simple congestion médullaire.

Au début, la confusion pourra se faire avec les *névralgies cervico-occipitales* et *cervico-brachiales*. Le seul élément distinctif, du reste inconstant, c'est l'exagération de la douleur à la pression du rachis. Parfois rencontré dans la pachyméningite, il manque toujours dans la névralgie primitive. La névralgie brachiale suivra de préférence l'un ou l'autre des cordons nerveux du bras ; la douleur de la pachyméningite, souvent précédée de céphalée occipito-nuquale, frappera le bras d'une façon plus diffuse et se localisera de préférence aux jointures comme l'épaule ou le coude.

L'hématomyélie dont le début est habituellement brusque (apoplexie spinale de Vulpian) est parfois précédée de prodromes qui consistent en douleurs apophysaires et fourmillements dans les membres. Elle peut se traduire par une quadruplégie en général flaccide mais parfois spasmodique, une diminution ou une abolition de tous les modes de sensibilité ainsi qu'une paralysie sphinctérienne précoce.

La brusquerie du début, la régression ou l'état stationnaire consécutifs, la rapidité de l'évolution qui ne se fait pas par étapes sensitives, motrices et trophiques successives, la précocité même des troubles sphinctériens permettront le diagnostic.

Nous aurons l'occasion de parler de l'hématomyélie syringomyélique à propos de cette dernière affection.

La *myélite aiguë cervicale* n'est pas sans ressemblance avec le tableau clinique de la pachyméningite dont elle présente un raccourci symptomatique. Elle aussi, se juge par des douleurs dans la nuque, une certaine raideur du cou, bientôt suivies d'engourdissements, de faiblesse et de paralysie des membres supérieurs, inconstamment suivie de paraplégie inférieure incomplète.

On y voit encore de la toux, de la dyspnée, de la dysphagie, des vomissements, du hoquet, du pouls lent permanent.

Mais, hormis le cas où elle passe à la chronicité, sa marche est plus rapide, en général accompagnée de fièvre; mais il y a presque toujours coïncidence des troubles sensitifs et moteurs.

La *myélite transverse chronique cervicale* possède un tableau clinique bien voisin de celui de la pachyméningo-myélite cervicale. Et le seul élément de différenciation possible, c'est la prédominance des phénomènes douloureux, le type parcellaire de l'atrophie présentée par la pachyméningite.

La *sclérose latérale amyotrophique* débute par de la faiblesse bientôt suivie de paralysie spasmodique des membres supérieurs puis des inférieurs. Bientôt les muscles paralysés présentent des contractions fibrillaires et s'atrophient. Cette atrophie débute en général par les petits muscles des éminences thénar et hypothénar. La main, « main de singe », se met en griffe et l'atrophie gagant l'avant-bras, le poignet se fléchit en pronation. Puis apparaissent les troubles bulbaires et quelques troubles psychiques.

Outre la différence de répartition de l'amyotrophie et de la paralysie contracturante qui fait que dans un cas il y a « main de singe » et, dans l'autre « main de prédicateur », la distinction est facile entre les deux affections parce que dans l'une (la pachyméningite) il y a prédominance des troubles sensitifs qui font absolument défaut dans l'autre. De plus, la propagation bulbaire et corticale, de règle dans la sclérose latérale amyotrophique, est exceptionnelle dans le pachyméningite.

L'atrophie musculaire du type Aran-Duchenne, du reste fort rare, se caractérise sans doute par la disparition des muscles interosseux et thénariens, des fléchisseurs antibrachiaux et, par suite, par l'attitude en griffe de la main ; mais si cette amyotrophie est quelquefois accompagnée de fourmillements et d'engourdissements, elle demeure pure de toute exagération des réflexes, de toutes douleurs rappelant les pseudo-névralgies, de toute contracture et de tout trouble sphinctérien. La sensibilité objective reste intacte dans tous ses modes ; les troubles trophiques cutanés font défaut.

Enfin, à s'en tenir aux apparences, voire à la lecture des livres classiques, toutes les causes, et elles sont nombreuses, de *compression lente de la moelle cervicale* comptent à leur actif et, plus ou moins au grand complet, la symptomatologie de la pachyméningite.

Examinons successivement les divers causes *vertébrales*, extra-méningées, méningées et intra-médullaires de compression médullaire cervicale.

Comme causes de compression vertébrale, nous avons l'*arthrite sèche*, les *hyperostoses syphilitiques*, le *cancer vertébral*, le *mal de Pott*.

L'*arthrite sèche vertébrale*, déformante, est susceptible de comprimer les racines nerveuses et de provoquer l'apparition de pseudo-névralgies (1) qui ne sont pas sans analogie avec celles de la pachyméningite. Mais elle ne va pas sans déformation appréciable à la vue et au toucher. Les mouvements du rachis sont limités par la fibrose périarticulaire et provoquent des craquements perceptibles.

Les *hyperostoses syphilitiques*, outre qu'elles sont exceptionnelles, pourront être soupçonnées par l'enquête étiologique minutieuse; et les résultats obtenus à l'aide du traitement spécifique confirmeront leur nature.

Le *cancer vertébral*, outre qu'il est exceptionnel à la région cervicale, est en général secondaire à un cancer viscéral (sein, estomac, testicule, etc.) et provoque souvent une déformation ou un effondrement de la colonne vertébrale qui ne s'observe jamais dans la pachyméningite.

Le *mal de Pott*, lorsqu'il s'accompagne de ses

(1) FORESTIER. Spondylite rhumatismale chronique et sa forme pseudo-névralgique, *Med. Record*, 11 avril 1900.

symptômes classiques, déformation rachidienne, abcès, d'un diagnostic est facile. Du reste, comme le dit Chipault (*Médecine moderne*, 1896, n° 66), « il est très rare de trouver des symptômes sensitifs antérieurs aux symptômes moteurs de la paraplégie pottique; d'ordinaire les premiers éclatent vers la fin et encore n'existent-ils pas toujours ».

Il n'en reste pas moins que, dans certains cas, le *mal sous-occipital* se manifeste uniquement par une raideur douloureuse de la nuque qui n'est pas sans analogie avec celle de la pachyméningite. Toutefois là encore, on remarquera que la douleur provoquée par la pression ou la percussion du rachis sera constante dans le mal sous-occipital et inconstante dans la pachyméningite. La présence ou l'absence de tuberculose viscérale ou ganglionnaire antérieure fournira un élément au diagnostic.

Du reste, c'est surtout par l'intermédiaire de la pachyméningite externe qu'il engendre, que le mal de Pott pourra prêter à confusion avec la pachyméningite interne de Charcot. L'importance même de ce diagnostic entre diverses variétés étiologiques de pachyméningites, nous commande d'étudier ultérieurement et à part leur diagnostic différentiel.

Arrivons aux compressions intra-rachidiennes et *extra-méningées* qui du reste ne nous arrêteront pas longtemps. Le lipôme et le chondrome sont des trouvailles d'autopsies; le sarcôme et surtout le carcinôme sont en général secondaires à un néoplasme viscéral qui, connu, permet le diagnostic comme dans le cas, tout récemment publié par Rendu, où un cancer du sein envahit la cavité du rachis cervical.

Les *kystes hydatiques*, les *anévrysmes*, les *abcès* qui viennent du dehors, après s'être développés très lentement, insidieusement, provoquent brusquement et sans cause apparente, des symptômes graves de compression médullaire aiguë qui ne rappellent en rien ceux de la maladie qui nous occupe.

Les compressions *méningées*, si nous faisons abstraction des pachyméningites tuberculeuses, syphilitiques et alcooliques que nous croyons devoir étudier à part, consistent en *carcinome, sarcome, endothéliome, psammome, échinocoques et gommes.*

Pour le carcinome, le sarcome, les gommes, nous ne saurions que répéter ce que nous avons précédemment dit.

Quant au psammome, aux échinocoques, il est impossible d'en faire le diagnostic clinique. C'est du reste une cause d'erreur que sa rareté rend presque négligeable.

Au sujet de l'*endothéliome*, deux observations récentes nous fournissent d'intéressantes données diagnostiques.

Clarke (1) a observé un endothéliome dural qui provoqua de la thermo-anesthésie mais aucune douleur vive. Il attribua cette indolence à la lente évolution de la tumeur et, peut-être, à la bénignité de sa nature.

Jenks Thomas (2) a également suivi l'évolution, absolument indolore, d'un autre endothéliome.

(1) CLARKE. On endothelioma of the spinal dura mater with a case in which an operation was performed. Brain. 1895.
(2) JENKS THOMAS. Americ. Neurol. Assoc in *Med. Record*, 19 mai 1900.

Ces deux faits sont intéressants à notre point de vue et méritent d'être opposés au cas rapporté par Collins et Blanchard (1) où une tumeur de la pie mère spinale fut prise pour une pachyméningite hypertrophique.

Les *compressions intra-médullaires*, — sarcome ou carcinome secondaires, tubercule solitaire, gliome, gomme ou psammome,— sont assez faciles à distinguer de la pachyméningite. Comme Cruveilhier l'avait remarqué autrefois, elles sont indolores. Elles provoquent une paralysie flasque, atrophique.

En 1896, *Pearce Bailey* (2), publiant deux observations ayant trait l'une à un psammome, l'autre à une gomme médullaire, absolument indolores, conclut qu'assez souvent les tumeurs de la moelle ne causent pas de douleurs. Il ne croit pas que ni la rapidité du développement ni le point de pression soient pour quelque chose dans l'intensité des douleurs car Baierlacher a signalé un sarcome ventral qui, pendant sept ans, provoqua de vives douleurs. Il croit aussi que l'indolence fait plutôt pressentir la nature endothéliale, syphilitique ou tuberculeuse.

Nous serions arrivés au terme de ce diagnostic si nous avions admis la théorie qui considère les pachyméningites syphilitiques, alcooliques et syringo-myéliques comme rentrant dans le cadre de la pachyméningite de Charcot.

De même que nous avons essayé d'en poursuivre la

(1) COLLINS et BLANCHARD. *Med. News.*, 10 juillet.
(2) PEARCE BAILEY, Report upon two cases of tumor of the spinal cord unaccompaned by severe pain. *Journal of the nervous and mental diseases.* mars 1896.

distinction anatomique, nous voulons en tenter maintenant la distinction clinique.

Commençons par les distinguer de la *pachyméningite tuberculeuse*.

Il est hors de doute que parfois cette distinction clinique est fort difficile et cela parce que la pachyméningite tuberculeuse, bien que toujours ou presque toujours secondaire en date à une ostéite vertébrale, peut se manifester la première, l'ostéite évoluant d'une façon latente sans provoquer ni les abcès, ni les déformations rachidiennes classiques et pathognomoniques. Et la difficulté s'augmente par ce fait que les symptômes de la pachyméningite pottique *externe* sont presque les mêmes que ceux de la pachyméningite *interne* de Charcot.

La pachyméningite pottique peut elle aussi guérir. Toutefois, nous croyons la distinction possible : la pachyméningite pottique s'observe chez des sujets adolescents, plus jeunes que ceux, adultes, atteints par la pachyméningite de Charcot. Et souvent l'anamnèse révèle l'existence, chez ces malades, d'une tuberculose ganglionnaire ou cervicale, récente ou ancienne. Le début des phénomènes est plus brusque; il est, à la fois, moteur et sensitif. De même, l'évolution, plus rapide, n'est pas entrecoupée de rémissions.

La paralysie est moins parcellaire, les troubles sphinctériens, les escharres, sont plus précoces et plus fréquents. La pression du rachis, sa percussion sont plus constamment douloureuses. C'est ainsi que dans le cas rapporté par Westphal où l'autopsie démontre l'existence, chez un homme de 53 ans, d'une pachy

méningite tuberculeuse et où l'on avait cru pouvoir
porter pendant la vie, d'abord le diagnostic d'hystérie, puis celui de pachyméningite cervicale hypertrophique, l'évolution fut très rapide et la terminaison
fatale survint quinze jours après l'admission du
malade.

Pouvons-nous de même établir une distinction assez
précise entre la pachyméningite de Charcot et la
pachyméningite alcoolique ?

Nous le croyons et cela toujours au moyen de la
notion étiologique, parfois au moyen de la symptomatologie elle-même.

Remarquons que dans notre observation personnelle ainsi que dans toutes celles qui ont servi de base
à notre travail il n'est jamais fait mention ni de
l'alcoolisme ni des symptômes objectifs ou subjectifs
de ce dernier. Cette dernière constatation a son importance car si l'on veut admettre que la notion étiologique ait échappé par insuffisance d'enquête ou par
dissimulation du malade , il devient très invraisemblable d'admettre que cette intoxication, capable lci
même d'engendrer l'une des scléroses qu'elle provoque
le plus rarement, soit précisément mono-symptomatique et n'entraîne aucun de ses nombreux et si typi-
ques accidents viscéraux, psychiques ou névritiques.

Nous venons de dire que nous croyons la distinction
possible encore au point de vue symptomatique. Nous
ne prétendons pas dire que les symptômes de la pachyméningite alcoolique diffèrent en eux-mêmes de ceux
de la pachyméningite de Charcot, nous voulons simplement dire qu'on les trouvera associés à d'autres
signes pathognomoniques de l'intoxication éthylique.

C'est ainsi que notamment l'observation de pachy-méningite alcoolique publiée en 1898 par Lupi s'a . ompagne d'une névrite périphérique typique (paralysie des extenseurs du pied).

Dans ces conditions, la distinction clinique est possible.

Il en est de même pour la *pachyméningite syphilitique*.

Les observations de Lamy et de Kœppen nous permettent d'établir avec certitude la réalité de cette proposition.

Le malade de Lamy présente sans doute tous les symptômes les plus classiques de la pachyméningite de Charcot. Mais il présente encore une paralysie double de la sixième paire, laquelle n'est jamais signalée dans la pachyméningite de Charcot, sauf dans l'observation de Joffroy (1876) où il y eut de la diplopie. L'un des malades de Kœppen est porteur d'une atrophie du nerf optique, l'autre finit avec des symptômes de démence qui n'ont jamais été mentionnés dans la pachyméningite dite spontanée.

Ces signes, joints à la notion étiologique et à l'efficacité du traitement spécifique permettent, croyons-nous, d'isoler assez facilement la pachyméningite syphilitique. Contentons nous pour l'instant de ce résultat pratique; nous examinerons plus tard quelles conséquences théoriques résultent, à notre avis, de ce fait.

Il nous faut tenter maintenant le diagnostic entre la pachyméningite et la *syringomyélie*.

Bien que, suivant la remarque du professeur Brissaud, la question des rapports réciproques de la pachy-

méningite et de la syringomyélie se soit posée dès
les premières autopsies, il ne parut pas tout d'abord
et pendant longtemps que la moindre difficulté puisse
naître à ce sujet, et le professeur Charcot se bornait
à enseigner dans ses leçons que la distinction facile
pouvait se faire entre les deux affections au moyen des
troubles de la sensibilité.

La syringomyélie évoluait sans douleur, la pachyméningite en provoquait d'intenses,

Depuis, comme nous le savons, la question a changé,
les difficultés sont devenues telles que le professeur
Brissaud a pu dire : « ce diagnostic présente parfois
des difficultés insurmontables, il est, dans certains
cas, impossible pendant la vie. »

Pour se convaincre de ces difficultés, il suffit de
se rappeler que nous ne sommes pas définitivement
fixés sur les rapports réciproques de la syringomyélie
et de la pachyméningite, il suffit de se rappeler que
s'il existe deux formes de syringomyélie suivant qu'il
y a ou non pachyméningite concomitante, il existe
aussi deux variétés de pachyméningite, l'une sans
syringomélie, l'autre combinée à la syringomyélie.

Si maintenant l'on s'en rapporte aux formes *frus-
tes* des deux maladies, on verra qu'il est des syringomyélies authentiques et pures qui comptent parmi
leurs symptômes : la raideur de la nuque, des douleurs irradiantes et de l'hyperesthésie à la pression
des vertèbres cervicales (Schlesinger).

Il en est d'autres non moins authentiques et véri-
fiées à l'autopsie qui ont évolué sans thermo-anesthésie
(Rosenblath, Wieting) ou sans trouble appréciable
de la sensibilité objective (Raymond).

On verra également la pachyméningite compter parmi ses symptômes la thermo-anesthésie, des troubles trophiques cutanés, les atrophies musculaires.

A vrai dire, quand on raisonne sur des cas semblables, des difficultés de ce genre peuvent se présenter pour presque toutes les maladies.

Et, sans préjuger de la question des rapports de la syringomyélie et de la pachyméningite, nous ne voyons pas en quoi la présence de la thermo-anesthésie dans le cours de son évolution prouverait sa nature syringomyélique.

Cette dissociation de la sensibilité qui manque parfois dans la syringomyélie pure existe dans une foule d'affections médullaires non syringomyéliques (tabès, etc.)

De plus, Pic et Regaud l'ont observée dans une pachyméningite pottique.

En tout cas, M. Brissaud pense que l'évolution même, la date d'apparition des troubles sensitifs, démontrent amplement que la syringomyélie est apparue à titre de complication des phénomènes pachyméningés.

Mais ces réserves étant faites sur les grandes et réelles difficultés du problème diagnostic, abandonnons les cas limites et comparons les types.

Cette comparaison nous montrera mieux que toute discussion quelle profonde différence clinique existe entre les faits classiques de *pachyméningite* et la syringomyélie pachyméningitique de MM. Philippe et Oberthür.

Tandis que les observations de Joffroy étudiées par nous, démontrent péremptoirement qu'il s'agit d'une affection lente, améliorable, curable, MM. Philippe et Oberthür considèrent la *syringomyélie pachyméningitique* comme la plus grave des syringomyélies. Son évolution est rapide et maligne.

Tandis que nous assistons à l'évolution bien régulière des pseudo-névralgies puis des paralysies parcellaires atrophiques, MM. Philippe et Oberthür voient coïncider les phénomènes moteurs et sensitifs. Dans leurs cas, « les muscles ne sont pas pris un à un mais en bloc »; « l'atrophie musculaire n'est pas objectivement au prorata de l'impotence... Aussi les déformations des membres et surtout celles de la colonne vertébrale sont-elles généralement moins évidentes que dans la syringomyélie classique ».

Tandis que dans les faits classiques, les troubles sphinctériens et les escharres sont tardifs et inconstants, ils deviennent précoces dans la syringomyélie pachyméningitique.

Nous ne trouvons que des troubles sensitifs minimes (hyperesthésie ou hypoesthésie). MM. Philippe et Oberthür mentionnent *non pas il est vrai la dissociation dite syringomyélique* mais seulement l'anesthésie totale, profonde, avec en plus de l'incoordination motrice, le signe d'Argyll.

Et, pour mieux accentuer la disparité flagrante qui existe entre leurs cas et les nôtres, nous ne pouvons mieux faire que de citer intégralement la fin de leur description : « Au bout d'une période d'impotence variable mais jamais bien longue, la maladie se met tout d'un coup *à marcher à grands pas*. Les vertiges, les syncopes entrent en scène et se succèdent sans interruption. Les malades meurent subitement d'un ictus bulbaire ou bien d'infection consécutive à leurs escharres, à la cystite purulente. C'est une forme *rapide qui brûle les étapes*, c'est la syringomyélie à *évolution maligne*, la forme douloureuse, rapidement paralytique, *sans rémission*, elle tue à brève échéance. »

Dans ces conditions, nous pouvons affirmer hardiment qu'aucune confusion ne saurait être faite entre notre forme curable et la forme pachyméningitique de MM. Philippe et Oberthür (1).

Et nous pourrions clore ce chapitre si nous ne croyions devoir faire la remarque suivante :

N'est-il pas vraiment curieux, au point de vue de la pathologie générale, de constater que l'union, la coïncidence ou la combinaison de deux processus, l'un et l'autre bénins et lents lorsqu'ils sont isolés, produisent cette forme particulièrement redoutable qu'est la syringomyélie pachyméningitique ?

Pour notre compte, nous avouons ne pas très bien comprendre l'explication suivante fournie par ces auteurs lorsqu'ils écrivent ces mots : « Peut-être, le processus pachyméningé se substituant en certains points au processus scléreux, nous donne-t-il l'explication des poussées aiguës, de cette marche soudaine, rapide, des phénomènes morbides au cours d'une syringomyélie à marche classique. »

Si même nous interprétons bien la pensée des auteurs en traduisant ici « *processus scléreux* » par « *gliose* », leur expression habituelle, nous nous

(1) MM. Philippe et Oberthür écrivent en parlant de la syringomyélie cavitaire pure : « Elle fait des infirmes, elle ne tue pas, bien différente en cela de la syringomyélie pachyméningitique. »

demandons comment le « processus pachyméningé »
peut se substituer à un processus qui spécifique comme
lui, lui est identique. — Au reste, cette petite contra-
diction est plus apparente que réelle car, pour nous,
MM. Philippe et Oberthür n'ont réussi à démontrer
ni la spécificité du processus glieux, ni l'identité des
processus pachyméningé et spinal. Il semblerait même
plutôt que, sans trop torturer leur texte, il soit possible de comprendre cette phrase : « *Peut-être ce
processus pachyméningé se substituant en certains
points au processus séreux* » comme la preuve qu'ils
admettent — circonstance imprévue — la possibilité
du retentissement ou même de la propagation spinale
de la pachyméningite.

La pachyméningite de Charcot isolée au double
point de vue anatomo-clinique nous allons essayer
d'en faire le diagnostic étiologique, soit de présenter
les quelques détails certains de son étiologie. Puis
nous réunirons les données, ainsi rencontrées dans le
cours de cette étude, nous les comparerons aux indications fournies par la pathologie générale des séreuses
pour esquisser un chapitre de pathogénie.

ÉTIOLOGIE

Charcot considérait sa pachyméningite comme assez fréquente. Il est assez difficile de se prononcer actuellement sur ce point. Toutefois, même en tenant compte des causes nombreuses qui expliquent l'absence de publications sur ce sujet, il ne semble pas que, sur ce point, l'opinion de Charcot puisse être maintenue. On peut considérer au contraire cette pachyméningite, sinon comme très rare, du moins comme assez rare.

Si nous en jugeons par les observations étudiées, nous la trouvons à peu près aussi fréquente chez l'homme que chez la femme (7 contre 8).

Le plus jeune malade a 18 ans (Berger), les plus vieux ont 55 ans (Joffroy, 1873), 60 ans ou 62 ans (Charcot).

Les autres sont des adultes à l'âge moyen de la vie.

Un fait important, à cause de sa constance, c'est l'absence presque absolue de toute hérédité nerveuse : seule, une malade de Joffroy avait une sœur aliénée et seul, le malade de Forestier avait une sœur ayant présenté des convulsions, un père ayant souffert d'un tic douloureux de la face.

Ce malade est le seul qui ait présenté antérieurement une manifestation nerveuse (convulsions infantiles) antérieure au début de la pachyméningite.

Le professeur Charcot avait du reste insisté sur cette notion que la pachyméningite n'est pas l'apanage des héréditaires nerveux et qu'elle est susceptible d'atteindre n'importe quel sujet. Sa rareté ne peut donc s'expliquer par l'intervention de la prédisposition morbide.

Il faut également noter l'intégrité presque absolue du passé toxi-infectieux des malades. Aucun n'est alcoolique ou syphilitique. Trois malades seulement ont eu des infections antérieures : deux ont eu la fièvre typhoïde, l'autre une adénite cervicale suppurée. Notre malade, outre sa typhoïde, eut encore une attaque de rhumatisme. L'un des malades de Hirtz eut, après sa pachyméningite, un accès de rhumatisme aigu, franc, généralisé, fébrile, qui guérit par le salicylate de soude.

La cause occasionnelle unique pour ainsi dire et la plus souvent signalée (douze fois sur seize cas), c'est l'action du froid et surtout l'action prolongée du froid humide.

Il est deux observations, notamment celles de Hirtz et de Forestier, qui mettent en évidence l'action provocatrice du froid. Les deux malades en question étaient presque guéris : un nouveau coup de froid leur valut ou du moins coïncida avec la réapparition du processus pachyméningé. Il ne semble pas d'ailleurs que les professions pénibles ou fatigantes y prédisposent plus que les autres. Et si l'une des malades de Joffroy avait une profession pénible, les malades de Hirtz étaient des gens du monde qui

ne se surmenaient ni physiquement ni cérébrale-
ment.

Le moment est arrivé d'utiliser ces notions étiologiques en les rapprochant de celles déjà fournies par
l'anatomie, la clinique et la pathologie générale, pour
tenter un essai de pathogénie.

L'étiologie clinique nous montre avec évidence et
certitude l'intervention du *froid*, mais elle ne nous
dit pas s'il faut considérer ce *froid* comme une simple cause occasionnelle ou comme un véritable agent
pathogène, suivant la théorie de Vulpian.

Ce que nous savons de la lente évolution de la pachyméningite, l'apparence même de son processus histologique qui se rapproche plus des réactions fibreuses inflammatoires toxi-infectieuses que des dystro-
phies, ne permet guère de voir dans le froid l'agent
pathogène immédiat. Au surplus, nous ne voyons
rien dans le processus de la pachyméningite qui, de
près ou de loin, rappelle les phénomènes d'ordre vaso-
moteur si énergiques et si frappants, si éphémères,
qui résultent habituellement de l'action du froid.

Nous croyons donc pouvoir admettre que le rôle du
froid est celui d'une cause occasionnelle favorable à
la localisation méningée d'un processus toxi-infectieux déterminé.

Nous avons démontré que dans les cas en question
il ne pouvait s'agir de syphilis, d'alcoolisme, de tuberculose ou de syringomyélie.

Sommes-nous en droit de dire que ce processus
toxique ou infectieux — l'anatomie légitime cette
supposition — relève d'un agent toujours le même
et que cet agent n'est autre que le rhumatisme?

A coup sûr, nous ne sommes pas en droit, malgré la similitude des observations réunies, d'affirmer que l'agent pathogène incriminable est toujours identique à lui-même et par suite que la pachyméningite de Charcot est toujours et uniquement rhumatismale.

Nous savons qu'il n'est pas de spécificité histologique absolue et que les causes les plus diverses sont capables d'engendrer les scléroses les plus semblables pour affirmer une origine univoque. Maintenant s'ensuit-il qu'il faille faire rentrer dans le même groupe que nos cas, ceux de pachyméningite alcoolique, syphilitique ou tuberculeuse et dire que la pachyméningite de Charcot est un syndrome anatomo-clinique indifféremment engendré par l'alcoolisme, la syphilis ou la tuberculose ?

Nous ne le croyons pas et ce, pour les raisons suivantes :

Etant donné qu'il n'y a pas de spécificité anatomique au sens absolu du mot, nous convenons que la pachyméningite alcoolique ressemble anatomiquement à la pachyméningite de Charcot ; à coup sûr, elle s'en différencie au point de vue clinique, comme nous croyons l'avoir démontré. De plus, nous croyons que s'il est illogique de fonder une distinction nosographique sur une prétendue spécificité des lésions observées, il est aussi illégitime de confondre deux entités morbides, sous le prétexte que leurs lésions se ressemblent.

Au demeurant, la pachyméningite pure et la pachyméningite combinée à la syringomyélie sont anatomiquement identiques, il n'en résulte pas, nous pensons l'avoir démontré, une identité absolue et constante entre les deux affections et l'on ne peut soutenir que toutes les pachyméningites relèvent de la syringomyélie.

D'ailleurs, ces difficultés n'existent pas pour les pachyméningites tuberculeuse et syphilitique qui, nous le savons, sont anatomiquement, par leur structure et leur topographie, profondément différente de la pachyméningite dite spontanée. A ces différences anatomiques, se joignent des différences cliniques qui permettent de ne pas les ranger dans le même cadre nosographique.

Tout ceci n'impliquant pas que dans notre esprit la pachyméningite soit une maladie et non un syndrome. Car nous ne savons pas si le rhumatisme est toujours en cause.

Au surplus, nous ne pouvons que présumer la nature parfois rhumatismale.

Cette hypothèse de Hirtz, admise par Charcot, Raymond, Brissaud, White et Derenne, repose sur des analogies anatomiques confirmées par l'étiologie et la thérapeutique clinique.

Et de fait si l'on admet que le rhumatisme frappe volontiers des séreuses comme le péricarde, si l'on reconnaît qu'il est capable d'engendrer une *symphyse cardiaque*, pourquoi n'admettrait-on pas qu'il puisse faire une *symphyse méningo-spinale*, surtout lorsqu'on voit cette symphyse méningo-spinale, provoquée par le froid, guérir par la médication salicylée ?

En tout cas, cette hypothèse émise sur la nature peut-être rhumatismale de certaines pachyméningites nous permet de comprendre que la chronicité ne soit pas la règle absolue. Elle nous permet de comprendre que le dépôt rapide d'exsudats méningés puisse produire une forme rhumatismale subaiguë de pachy-méningite comme dans le cas qu'il nous a été donné d'observer.

Elle nous conduit aussi à conseiller de toujours essayer en pareil cas, après échec du traitement spé-cifique, la médication salicylée dont M. Hirtz nous a dit avoir tiré des résultats surprenants.

TRAITEMENT

Pour le traitement, nous nous bornerons à rappeler qu'il doit être symptomatique et pathogénique. Nous n'avons que deux médications pathogéniques : *l'iodo-mercurielle* et la *salicylée* qui, fournissant des indications diagnostiques, devront être systématiquement essayées dans tous les cas.

En cas de réussite, elles répondront à presque toutes les indications symptomatiques surtout si la maladie est prise au début.

En cas d'échec ou d'intervention plus tardive, on pourra retirer quelques bénéfices des enveloppements ouatés, du massage, des stations balnéaires (Aix, Néris, Lamalou etc.) et même de la révulsion ignée (pointes de feu) ou de la révulsion cantharidienne (mouche de milan) appliquée sur la nuque ou encore des ventouses scarifiées (Hirtz). Les courants continus ont fourni la rétrocession des amyotrophies secondaires à la névrite radiculaire.

OBSERVATIONS

Joffroy (IV, *Thèse*, 1873.) (Résumée).

T. A..., 43 ans, une sœur aliénée. Pendant neuf ans, a travaillé les pieds nus dans l'eau. De 31 à 36 ans, dysménorrhée. Adénites cervicales suppurées. Habité dans une chambre humide et mal close. Un an après, elle éprouve des douleurs dans le côté gauche de la tête puis dans la partie postérieure du cou. Bientôt les accès deviennent atrocement douloureux.

Les douleurs irradient jusqu'au rachis lombaire, dans l'épaule, le coude gauche. Fourmillements. Vomissements. Durée : 5 mois.

Les mouvements et le moindre contact exagéraient ces douleurs. Rémission d'un mois.

Le bras gauche se paralyse tandis qu'elle travaille (1867). Cinq mois plus tard, paralysie subite du bras droit et des deux jambes. La paraplégie est flaccide, incomplète. Pas de troubles sensitifs objectifs ou subjectifs.

Peu de temps après, atrophie notable des deux mains.

En 1870, douleurs légères dans le membre supérieur droit puis apparurent des secousses.

Quelques légers mouvements devinrent possibles, enfin, dans un temps assez court, la motilité se rétablit assez pour permettre à la malade de manger toute seule. Elle pouvait fermer et ouvrir la main, se servir de son avant-bras.

A mesure que la motilité se rétablissait dans les muscles atrophiés, leur volume augmentait rapidement.

Au commencement de 1872, on institua un traitement (courants continus). Trois mois après, amélioration dans le membre supérieur gauche. Les mouvements d'opposition du pouce ou des autres doigts purent s'exécuter.

Peu à peu les mouvements de l'avant-bras sur les bras s'exécutèrent. Depuis cette époque, il y a quelque amélioration nouvelle dans la motilité des membres supérieurs mais, par contre, la situation des inférieurs s'est aggravée.

Le membre inférieur gauche est très hyperesthésié depuis sept mois.

Anesthésie légère à droite. Pas d'escharre. Pas de troubles sphinctériens. Pas de douleur à la pression du rachis.

En somme l'amélioration véritable mais partielle consiste en ce fait que les avant-bras et les mains paralysés et atrophiés ont recouvré en grande partie leur motilité.

JOFFROY (IX, *Thèse*, 1873) (résumée.)

Mme X.... s'est bien portée jusqu'à l'âge de 23 ans et n'a jamais habité de logements humides. Accouchement laborieux. Après un refroidissement, apparaissent des accès de douleurs très violentes à la partie postérieure du cou et de la nuque.

Les douleurs persistèrent deux ans et s'étendirent à la tête et aux bras. Le membre supérieur gauche se paralysa. En 1869, les jambes se prirent subitement puis se contracturèrent violemment.

La douleur s'est étendue graduellement à toute la longueur de la colonne vertébrale qui est fort sensible à la pression. La malade eut des spasmes très pénibles avec sentiment de cons triction thoracique et gêne de la respiration. Plus tard, douleurs lombo abdominales.

En 1870, état général bon, appétit conservé. Contracture énergique des membres inférieurs avec adduction des genoux. Amaigrissement uniforme des membres inférieurs. Pas d'épilepsie spinale bien prononcée. Légère hyperesthésie à la pression. Contracture du membre supérieur gauche qui est fléchi et appliqué contre le thorax. Atrophie des muscles de l'éminence thénar. Pas de troubles sphinctériens, ni de déformations rachidiennes.

Les douleurs sont calmées. Cette amélioration relative s'est produite depuis l'état paralytique.

Joffroy (1876) (résumé).

Emma T., 40 ans. Rien dans les antécédents. Le début de l'affection remonte au printemps de 1875.

Pendant le premier mois : vomissements fréquents, indolores, sans rapports avec l'heure des repas. Trois semaines après, vertiges et lipothymies surtout pendant la station debout. Huit jours plus tard : douleurs vives, paroxystiques, d'abord lombaires puis cervicales postérieures se propageant jusqu'au sinciput.

Elles sont exaspérées par les mouvements du cou.

Pendant six mois, tels furent les seuls symptômes.

Au septième mois, irradiations douloureuses dans les membres supérieurs et en même temps, hyperesthésie cutanéo-musculaire, fourmillements dans les doigts.

Quatre mois après le commencement de la maladie, elle fut atteinte de diplopie et cela, pendant deux mois, sans strabisme.

Au sixième mois, se manifeste l'affaiblissement des membres inférieurs ainsi que la paralysie du rectum et de la vessie.

trétention). En même temps, survint de la faiblesse dans les membres supérieurs. Peu à peu cette paralysie devint symétrique mais, cependant, plus marquée à gauche. Ces symptômes se développèrent pendant une année. Atrophie des deltoïdes. Les muscles du bras furent presque épargnés. A l'avant-bras, main de prédicateur, mouvements fibrillaires violents dans les muscles atrophiés. Ils ne répondent qu'imparfaitement à l'excitation faradique. Peau lisse et brillante, ongles rayés.

Le traitement est institué à ce moment, soit dix huit mois après le début (Pointes de feu, courants continus et interrompus, bains sulfureux).

Amélioration sensible deux mois après le traitement : les muscles atrophiés augmentent de volume. Les mouvements fibrillaires ont presque disparu. Les mouvements reparaissent dans les parties paralysées. Cette amélioration s'accompagne de crampes dans les membres supérieurs.

Bertin (1878).

Marie M., 35 ans, iragère puis blanchisseuse.

Antécédents héréditaires et personnels nuls. Surmenage physique. Exposée à nombre de refroidissements, elle avait très souvent les jambes dans l'eau et couchait souvent avec sa chemise mouillée.

Il y a trois mois apparurent dans la région cervicale des douleurs assez vives qui lui empêchaient de tourner le cou. Et cela, pendant huit jours.

Après est apparue de la gêne dans les mouvements du coude et de la raideur non seulement dans cette jointure mais dans le poignet et les doigts du côté droit. En même temps elle ressentit des piqûres dans les espaces intercostaux et dans tout le membre supérieur droit. Puis on vit apparaître une tuméfaction douloureuse des mains pendant quinze jours. Atrophie de la main et de l'avant bras droit.

L'état général est bon. Atrophie et mouvements fibrillaires des muscles interosseux thénariens et hypothénariens des deux côtés, mais surtout à droite. Les douleurs apparaissent à gauche.

Les doigts ont de la tendance à rester fléchis.

Le 16 septembre : courants continus. Huit jours après, diminution de la douleur, la force commence à revenir, les muscles atrophiés augmentent de volume. La malade sort pour travailler. Elle est revue un mois après, les douleurs persistent.

BERGER I

La nommée K..., âgée de 45 ans, sans antécédents morbides, fut affectée après des refroidissements répétés, de douleurs violentes et lancinantes rayonnant vers les épaules. A elles s'ajouta une sensation de tension et de raideur de la nuque. Bientôt se firent sentir de violentes douleurs lancinantes dans le coude gauche et dans l'articulation de l'épaule, s'étendant jusque dans les doigts et augmentant beaucoup d'intensité à la suite des mouvements.

Après quelques semaines, le bras droit fut attaqué également. Les douleurs étaient extraordinairement tenaces et vives, à tel point que la malade fut très affaissée.

En juillet, on remarque une évidente faiblesse et une lassitude très facile du bras gauche, ensuite une disparition sensible de la musculature de la partie charnue du pouce et des muscles interosseux.

En septembre, la musculature de l'avant-bras s'amaigrit également ; en décembre, le bras fut pris, et peu à peu il se produisit une faiblesse et une lassitude prononcée des extrémités inférieures, mais sans douleurs. Enfin, survint une sensation manifeste de constriction dans la région épigastrique.

Le 20 janvier 1876, la malade se plaignit de douleurs per
gantes et lancinantes arrivées à leur paroxysme, ayant leur
siège dans la région cervicale et dorsale supérieure de la
colonne vertébrale, avec des irradiations vers la partie supérieure et inférieure.

La colonne vertébrale cervicale était très sensible au toucher,
ainsi que le plexus brachial gauche, moins celui de droite.
Dans la région de l'épaule gauche, il existait une hyperalgésie
cutanée modérée. Atrophie très prononcée de la partie charnue
du pouce, le premier espace interosseux était fortement creusé,
et un amaigrissement moins marqué dans le reste des espaces
interosseux et sur l'éminence hypothénar, atrophie générale
également de la totalité des muscles de l'extrémité supérieure,
en particulier des muscles de l'avant-bras. Les muscles fléchisseurs paraissaient plus attaqués que les muscles extenseurs ;
les doigts avaient une légère tendance à se mettre en griffe.
L'examen de la sensibilité démontra une légère diminution de
la perception du tact et de la douleur dans les bras.

L'excitation faradique était singulièrement diminuée dans
les muscles atrophiés. Dans les extrémités inférieures il exis
tait seulement un léger amaigrissement général et de la paralysie musculaire.

La malade fut électrisée avec le courant galvanique. On
passa un séton dans la nuque. Après un traitement de *quatre
semaines*, la malade, un peu améliorée, retourna dans son pays
natal et se soumit à la médication iodurée.

Le professeur Berger revit plus tard la malade et la reconnut
à peine.

Les apparences de maladie avaient complètement disparu
sans laisser de trace ; aucune espèce de sensation douloureuse ;
musculature forte et développée, avec intégrité complète des
mouvements. L'amélioration n'avait fait que des progrès lents
pendant les premiers mois de son retour ; après quatre mois
environ les derniers vestiges avaient disparu.

Berger, II.

Le patient tomba malade le 10 octobre 1877, sans cause appréciable. Il avait eu l'année précédente une fièvre typhoïde. Il ressentit de violentes douleurs cervicales, et présenta une raideur absolue du cou. Les douleurs s'irradièrent dans les bras et jusqu'aux extrémités des doigts. Trois semaines plus tard apparut un gonflement œdémateux du dos de la main avec hyperhydrose et engourdissement.

Vers le milieu de novembre, paralysie presque absolue des deux bras. En février 1878, amélioration au retour de Tœplitz. En mai, il ne persistait plus que de l'affaiblissement et de l'amaigrissement des bras avec brûlure dans quelques doigts. La colonne vertébrale est normale. La pression est douloureuse au niveau du plexus brachial et des nerfs périphériques ; pas d'anesthésie.

Amaigrissement et parésie uniforme des bras avec contractions fibrillaires. Contraction faradique conservée. On ignore la suite du cours de la maladie.

Berger, III.

Le malade présentait une atrophie très avancée de l'épaule et du bras droit, avec raideur douloureuse de la nuque. Après l'emploi des courants galvaniques, les symptômes rétrocédèrent presque complètement.

Berger, IV.

Il s'agissait d'un jeune homme de 18 ans qui, pendant la convalescence de la fièvre typhoïde, souffrait de douleurs très violentes dans la région lombaire avec raideur et sensation pénible à la pression.

Il accusait en outre des douleurs névralgiques, dans les jambes et des crampes dans les muscles de la cuisse. Toutes ces manifestations disparurent rapidement par le traitement balnéaire.

FÉRÉ.

La malade a été atteinte, à l'âge de 33 ans, à la suite d'un séjour de plusieurs années dans une habitation humide et froide. La période douloureuse a duré 6 mois ; les douleurs occupaient non seulement les membres inférieurs, mais encore le thorax ; la moelle dorsale était donc atteinte.

La période paralytique a débuté par les membres supérieurs ; peu après, les membres inférieurs se sont pris ; quoi qu'il en soit, pendant plus d'un an, il exista une paralysie atrophique des membres supérieurs avec griffe radiale, et une paralysie spasmodique des membres inférieurs avec flexion excessive ; les talons touchaient les fesses.

Au bout d'un an, sous l'influence d'un traitement qui a surtout consisté en applications de pointes de feu, ou spontanément, il s'est fait une résolution progressive des phénomènes paralytiques et atrophiques du côté des membres supérieurs. Les mouvements de ces membres sont revenus aussi bien à l'avant-bras qu'au bras et à l'épaule ; les masses musculaires se sont développées, la griffe de droite s'est effacée peu à peu.

Dans les membres inférieurs, l'amélioration s'est faite à peu près parallèlement ; l'exagération des réflexes tendineux a disparu, la rigidité musculaire, ou autrement dit la contracture, s'est effacée, les mouvements sont devenus libres dans la plupart des jointures, à l'exception toutefois des genoux.

A ce moment, il ne s'agissait plus d'une flexion des genoux à angle aigu, comme autrefois, mais d'une flexion à angle obtus ; et cette flexion n'était plus due à la contracture, car on pouvait produire dans la jointure les mouvements de flexion et quelques mouvements d'extension. Mais, quand on voulait dépasser une certaine limite, on était arrêté par une résistance mécanique en quelque sorte, dont le siège paraissait être dans le creux poplité, nous avons pensé que l'obstacle résidait dans les tendons des fléchisseurs raccourcis et aussi dans l'épaississement et l'induration avec rétraction des tissus péri-articulaires.

Il y avait lieu de croire qu'une opération chirurgicale appropriée aurait pour effet de rendre aux membres leur mouvement d'extension normale ; car j'avais déjà vu que, dans certains cas de rigidité due à des rétractions fibreuses, survenues dans le cours de la paraplégie du mal de Pott, de bons résultats étaient produits par la section des brides fibreuses ou des tendons rétractés. Je consultai alors mon collègue, M. Terrillon, qui approuva mon projet et voulut bien se charger de l'opération.

Voici la note remise par M. Terrillon à la sortie de la malade.

État à l'entrée. Les jambes sont dans la demi-flexion. La peau au niveau du genou, et même à la partie inférieure de la cuisse, est luisante, lisse et adhérente aux parties profondes. Lorsqu'on fait des tentatives d'extension, on n'obtient qu'un mouvement limité, et on sent manifestement, au niveau du creux poplité, les tendons du demi-membraneux, du demi-tendineux et du biceps, devenir durs et saillants. Il existe à ce niveau, un épaississement considérable du tissu fibreux formant une masse non circonscrite, dure, et qui paraît le principal obstacle au redressement du membre. La rotule fortement appliquée contre les condyles, est immobilisée par l'induration fibreuse périphérique.

D'après la façon dont se passent les quelques mouvements qui existent encore dans le genou, et d'après l'examen extérieur il est presque certain qu'il n'existe aucune adhérence intra-articulaire et que l'impossibilité du redressement est due aux lésions du tissu fibreux périphérique.

1 juillet. — La malade est chloroformée et on pratique des deux côtés la section des tendons du creux poplité signalés plus haut. En même temps, une légère tentative de redressement fut pratiquée, mais sans insister ; car, malgré la section tendineuse, la résistance due au paquet fibreux occupant le creux poplité était considérable. Appareil ouaté.

20 juillet. — Anesthésie par le chloroforme. Tentative violente d'extension forcée, qui provoque des déchirures avec craquement des tissus fibreux postérieurs ; on ne va pas jusqu'à l'extension complète, dans la crainte de léser l'artère poplitée, probablement englobée dans le tissu fibreux. La jambe droite est un peu plus étendue que la gauche. Les deux jambes sont de suite fixées dans des gouttières plâtrées, remontant jusqu'à la la racine des cuisses.

30 juillet. — Nouvelles tentatives d'extension et réapplication immédiate de l'appareil.

L'appareil est enlevé le 15 août. Dès cette époque, la malade peut se tenir debout et marcher un peu ; depuis, les progrès ne se sont pas ralentis.

Pendant plusieurs mois, la marche est restée pénible, à cause de l'affaiblissement des muscles restés si longtemps dans l'inaction.

Sous l'influence de l'électrisation méthodique, les fonctions se sont peu à peu rétablies, et aujourd'hui (1 mai 1883), la malade peut circuler dans les cours de la Salpêtrière, et faire près d'un kilomètre sans trop de fatigue.

Hirtz (Observation I)

M. H..., né dans l'Amérique du Sud, vint habiter à Paris un appartement froid et exposé au nord. Le malade, sans avoir présenté de troubles morbides antérieurs d'aucune sorte, indemne de toute manifestation syphilitique, fut pris vers l'année 1876, à l'âge de 30 ans, de douleurs diffuses dans la région vertébrale, d'une raideur du cou dont tous les mouvements, particulièrement ceux de latéralité, devinrent extrêmement pénibles. Quelques semaines après le début de l'affection, M. H., fut pris de douleurs vives, irradiées dans les deux membres supérieurs, suivant les branches du plexus brachial et ayant leur origine dans la colonne cervicale ; le bras gauche fut principalement le siège de véritables crises douloureuses d'intensité variable, qui ne laissaient à cette époque ni trève ni repos au malade. Leur retour n'avait rien de périodique.

A la même époque il souffrit quinze jours et quinze nuits d'un hoquet qui le fatigua au-delà de toute expression, et céda enfin à l'emploi des piqûres de morphine.

Peu de temps après survint une hyperesthésie générale des téguments des membres supérieurs, plus marquée vers les extrémités digitales de la main gauche, pour qui le moindre contact, le plus léger attouchement devint une véritable souffrance.

M. H..., remarquait que la peau du visage du côté gauche prenait une teinte rouge très prononcée, de même que le pavillon de l'oreille. La sensibilité si remarquablement exagérée au niveau du bras, devint particulièrement exquise à la face ; la moitié correspondante du cuir chevelu supportait mal même le passage du démêloir ou de la brosse. Chose bizarre, le malade avait observé que dès cette époque, le savon qu'il employait pour se raser moussait moins bien du côté gauche que du côté droit.

Une véritable débilité motrice ne tarda pas à suivre ces troubles sensitifs et vaso-moteurs.

Le malade laissait facilement tomber les objets qu'il tenait dans la main gauche, les mouvements de flexion étaient particulièrement restreints et même douloureux, à tel point que pendant plus d'un an le malade fut incapable de porter lui-même les aliments à sa bouche.

Sur le dos de la main et la partie inférieure de l'avant bras apparut un œdème ou plutôt un gonflement des tissus, sans changement de coloration, ne gardant pas manifestement l'empreinte du doigt.

Les jambes s'affaiblirent, refusant pendant près de quatorze mois tout service.

Ce n'est qu'après dix-huit mois environ que M. H..., peut faire quelques pas en s'appuyant sur deux cannes.

M. H... remarqua un certain degré d'impuissance génitale, alternant avec de vraies crises de satyriasis qui ne furent jamais suivies d'éjaculation. La constipation devint habituelle et opiniâtre.

Jusque vers la fin de l'année 1878, M. H... est traité sans succès par les révulsifs sur la nuque sous forme de ventouses scarifiées, de pointes de feu ; les phénomènes douloureux augmentent dans la nuque et les bras à tel point que le malade fut confiné au lit pendant plusieurs mois. Aucune médication ne parvint à le calmer, ni l'emploi du bromure ou de l'iodure de potassium à hautes doses. Il consulta M. le professeur Brouardel qui diagnostiqua une pachyméningite cervicale, fit cesser toute médication, conseilla les bains chauds et envoya, l'été suivant, le malade à Néris.

Le traitement balnéaire fut suivi d'un amendement notable des phénomènes douloureux.

Les mouvements de la tête devinrent possibles quoique bien pénibles encore. L'hyperesthésie cutanée du bras gauche s'atténua, la force musculaire, si notablement diminuée dans les membres supérieurs et inférieurs s'accrut. Les crises de satyriasis fréquentes jusque là s'éloignèrent.

Mais ce ne fut qu'en 1880 que M. H... put reprendre ses occupations.

Nous constatons encore dans toute la région cervicale un empâtement notable de la peau qui reste très sensible à la pression.

Le malade conserve une attitude un peu empalée analogue à

celle de la maladie de Parkinson, la peau du visage est encore rouge et luisante et offre l'apparence du glossy skin.

Les mouvements des doigts présentent un certain degré de raideur, la flexion complète est encore impossible.

Les ongles sont très friables, minces et se brisent au moindre choc.

Les fonctions génitales restent encore incomplètes, en même temps qu'il existe un peu de parésie vésicale.

En 1881, M. H... passe l'hiver dans son pays natal et revient pour ainsi dire débarrassé de toute sensation douloureuse. Les fonctions génitales se rétablissent en 1882.

Mais tous les hivers, à l'entrée de la mauvaise saison, il devient un peu nerveux, se plaint fréquemment d'insomnies. Il s'enrhume aisément et les moindres bronchites déterminent un véritable sentiment d'oppression et prennent un caractère de ténacité remarquable.

En 1884, M. H... est pris, à la suite d'un refroidissement, de douleurs articulaires subaiguës généralisées aux membres inférieurs et supérieurs. Ce n'est qu'au bout de cinq semaines et à la suite de l'emploi répété du salicylate de soude que le rhumatisme finit par s'éteindre.

Le malade était retourné trois fois à Néris depuis l'année 1879 et avait toujours obtenu de l'usage des eaux un bénéfice notable.

Il y revient en 1885 et passe l'année dans des conditions de santé presque normales.

M. H... peut se livrer maintenant à des travaux fatigants de jardinage pendant la saison d'été. Il ne se plaint plus qu'à de rares intervalles d'un peu d'hyperalgésie de la main gauche, les troubles trophiques ont disparu. Nous ne constatons plus d'autre incident que l'apparition éphémère de quelques petits placards d'eczéma sur la face, tantôt au pourtour des narines, tantôt sur les paupières supérieures.

La santé générale, sauf un peu de dyspepsie flatulente, est excellente.

Hirtz (Observation II).

M. X..., né en 1852, sans profession, fait de la sculpture en amateur. Constitution un peu lymphatique, très nerveux, pas de maladie aiguë ; fracture de jambe en 1872, suite d'accident.

Au mois de septembre 1882, M. X... fit un voyage en bateau de plusieurs semaines, sur les côtes d'Écosse, par un temps très humide ; tout le temps du voyage, craignant d'avoir le vent en face, il se tint à l'avant du bateau et le dos tourné de façon à recevoir le vent dans le dos ; à son retour à Paris, il habite un appartement fraîchement remis à neuf, et son lit est placé le long d'une cloison nouvellement établie et encore humide. C'est à la suite de cela qu'au mois d'octobre 1882 débute la maladie, par quelques sensations mal définies dans les doigts et surtout par des taches, des trous et des boursouflures aux ongles des deux mains.

Puis, étant à la chasse, il s'aperçoit qu'il tire mal et qu'il a beaucoup de lenteur dans les mouvements des membres supérieurs.

Il va consulter M. Le Dr le Dentu, qui constate une augmentation de volume notable des régions cervicale et lombaire de la colonne vertébrale. Application des pointes de feu. Très vite après sont survenus les phénomènes suivants :

Gonflement des mains, picotements, engourdissements dans les doigts, le malade laisse facilement tomber les objets qu'il tient. Il éprouve aussi la sensation qu'il marche sur la neige. Douleurs à la nuque assez violentes pour avoir nécessité quelques piqûres de morphine. Chaque fois qu'il tournait la tête, il avait une sensation de craquement dans la colonne vertébrale.

Grande excitation génitale, pollutions diurnes et nocturnes, provoquées par les moindres mouvements, et spécialement par les secousses de la voiture; ces phénomènes génésiques ont duré pendant quatre mois, après quoi il y a eu abolition complète des fonctions génitales.

M. le professeur Brouardel, consulté, fait le diagnostic de pachyméningite et ordonne l'iodure de potassium et une cure à Lamalou.

Le malade y va en juin 1883 et y passe cinq semaines, à la suite desquelles il y a une amélioration notable dans son état.

Le dos est moins sensible, il y a plus d'activité et d'adresse dans la marche et dans les mouvements des bras et des doigts. Les troubles trophiques des ongles ont diminué, et il y a aussi une légère amélioration dans les fonctions génitales.

Au retour, le malade retourne voir M. Brouardel qui constate l'amélioration et conseille une nouvelle cure à Lamalou, où le malade retourne au mois d'octobre de la même année et y reste encore cinq semaines.

A la suite de cette seconde cure, grande amélioration. Marche sans fatigue, et les mouvements des bras sont presque revenus à leur état normal.

Il va alors pour quelque temps en Belgique, pendant une saison très humide, et il perd en partie le bénéfice de sa seconde cure à Lamalou.

Intermittence dans les fonctions génitales.

A son retour à Paris, il est pris d'une congestion pulmonaire en sortant du bal de l'Opéra et reste vingt jours dans sa chambre.

A la suite de cette maladie, il va passer la fin de l'hiver à Cannes, de février en avril.

A son retour de Cannes, il a été pris d'une sorte de *hoquet persistant* qui a duré *neuf mois* et qui n'a cessé que par l'usage prolongé de la belladone.

Peu à peu, les phénomènes de la pachyméningite ont diminué et disparu tout à fait au bout de trois ans à partir du début de la maladie. Les fonctions génitales sont revenues complètement à leur état normal en août 1884.

Pendant tout le temps de la maladie, le malade rendait 70 grammes d'urée par litre et ce diabète urique a suivi toutes les phases de la maladie pour disparaître avec la guérison.

CHARCOT I. Leçons du mardi 1888-1889, page 536.
In *Gaz. hôpit*, 1887.

Il s'agit d'abord de démontrer que le sujet présent qui, depuis trois ans, a retrouvé complètement l'usage de tous ses membres a été atteint de pachyméningite cervicale hypertrophique. Cela étant fait, nous n'aurons pas à nous étonner outre mesure que le malade ait guéri, car on possède aujourd'hui un certain nombre de cas de guérison dans cette affection qui ont été récemment réunis par M. Edg. Hirtz dans un mémoire publié en 1886 dans les archives de médecine. Mais le fait intéressant, ainsi que je le relevais tout à l'heure c'est que la guérison dans ce cas, commencée et poussée assez loin par les moyens médicaux, n'a pu devenir complète que par l'intervention chirurgicale et c'est sur cette intervention dans un cas de paralysie spasmodique d'origine spinale que je veux particulièrement insister.

Notre malade est aujourd'hui âgée de 62 ans ; elle a eu cinq enfants, a souffert autrefois de douleurs rhumatoïdes. Elle a habité pendant vingt-quatre ans dans une boutique humide, couchant dans l'arrière-boutique. Il y a six ans de cela, elle a été prise de douleurs névralgiques dans les membres supérieurs, dans le cou, le dos et la poitrine. Il y a donc eu peut-être une participation dorsale. Cette période douloureuse a duré six mois ; puis s'est développée une paralysie avec amyotrophie des membres supérieurs qui présentaient la griffe radiale (mains de prédicateur) ; plus tard encore, est apparue une paraplégie lombaire spasmodique avec exagération des réflexes tendineux et trépidation épileptoïde.

On lui appliqua des pointes de feu le long de la colonne vertébrale et on lui fit prendre de l'iodure de potassium. Il y a de cela trois ans, l'amélioration commença à apparaître ; la contracture des membres inférieurs s'atténua, les réflexes tendineux diminuèrent d'intensité, la trépidation disparut ; l'amélioration du côté des membres supérieurs marchait du même pas et même plus rapidement car bientôt la griffe radiale cessa d'exister, l'amyotrophie diminua et il y eut récupération de divers mouvements. Mais ce qui nous intéresse particulièrement, c'est ce qui s'est passé du côté des membres inférieurs.

La paralysie spasmodique s'atténua de plus en plus et, même à un moment donné, il était devenu évident que la rigidité spasmodique des muscles n'existait plus et que, par conséquent, l'affection spinale n'était plus en jeu. Cependant une flexion à angle droit des jambes sur les cuisses et non plus à angle aigu comme autrefois persistait encore, due à un raccourcissement des tendons des fléchisseurs de la cuisse et à la rétraction du tissu cellulo-fibreux formé autour de la jointure, surtout en arrière dans le creux poplité.

Après section des tendons et mobilisations sous le chloroforme, il ne reste plus, trois ans plus tard, qu'une difficulté à se mettre à genoux et un peu de raideur dans le cou ; mais, c'est en somme bien peu de chose et l'on peut dire que la guérison est complète, absolue.

Charcot II

Puisque j'en suis à vous parler des guérisons de la pachyméningite, je puis vous montrer un autre cas du même genre. Ici l'affection a été moins grave, la paralysie spasmodique n'a jamais été qu'ébauchée, c'est-à-dire que les accidents de la troisième période ne se sont pas complètement accusés ; mais, par contre, l'évolution rétrograde s'est arrêtée en chemin et nous ne pensons pas qu'on puisse espérer le retour à l'état

normal. Cela tient peut être d'ailleurs aux habitudes du sujet.
C'est une femme de 34 ans, cuisinière, qui a habité pendant
deux ans un rez-de-chaussée humide. L'affection a débuté il y
a quatre ans. Après une période douloureuse classique de six
mois, il s'est développé une paraplégie cervicale atrophique,
et enfin la troisième période n'a été qu'esquissée et a été caractérisée par une parésie des membres inférieurs, avec exagération des réflexes tendineux. Aujourd'hui il n'y a que des vestiges
de la paralysie lombaire marquée seulement par des réflexes
rotuliens exagérés ; mais, au membre supérieur, il y a une
amyotrophie avec réaction de dégénérescence, surtout dans les
muscles de la main, sans espoir de guérison ; c'est pourquoi il
paraît inutile d'essayer de modifier chirurgicalement la griffe
qui existe et dans laquelle les doigts sont maintenus en crochet
par le raccourcissement des tendons fléchisseurs et la produc-
tion de brides fibreuses.

FORESTIER, *Lyon médical*, 1897 (résumée).

C..., 40 ans, employé de police. Son père avait une paralysie
faciale avec tic convulsif. Sa sœur eut des convulsions à l'âge
de deux ans et demi. Lui-même a eu des convulsions à l'âge
de trois ans et demi. Il n'est ni syphilitique, ni alcoolique.

En avril 1887, il prend froid. Trois ou quatre jours plus tard,
il ressent des douleurs entre les épaules, puis à la nuque ; de
là, elles se propagent aux bras, et surtout au gauche. Semblables à des piqûres, elles s'exagèrent la nuit. La toux, les efforts
de défécation, les mouvements des bras les augmentent et les
font retentir jusqu'aux doigts. Le malade se tient penché en
avant, la tête et le tronc immobilisés. Et cela sans fièvre, pendant plus d'un mois. En septembre 1887, les mêmes phénomènes
se reproduisent avec moins d'acuité toutefois. Les douleurs se
calment par l'antipyrine, et disparaissent en 10 jours. Les deux

années suivantes, elles reviennent à intervalles de 20 jours environ pendant 10 à 12 jours.

En décembre 1888, amaigrissement de l'avant-bras gauche et de la main. Impotence absolue de ce membre.

En décembre 1889, état stationnaire. En juin 1890, glossy-skin, peau violacée et froide à l'avant-bras et à la main gauche ; atrophie des épitrochléens, des interosseux et des hypothénariens (main de prédicateur). Hypoesthésie des trois modes de sensibilité sur le bord interne de l'avant-bras et la main ; réaction de dégénérescence partielle.

En 1891, après le traitement entrepris au moyen des douches massages d'Aix, on constate une amélioration notable : l'atrophie diminue, la peau redevient normale. La flexion du doigt se fait avec une certaine force. Le réflexe patellaire gauche diminue d'intensité. Cette amélioration persiste jusqu'en 1894.

A cette époque, après une heure d'exposition au froid, il éprouve une sensation de faiblesse dans la jambe gauche. En 1896, cette jambe maigrit ; en juin, l'amaigrissement frappe le côté gauche de la poitrine. Il accuse des douleurs lancinantes dans le genou, et parfois le cou de pied gauche. La percussion du rachis est indolore.

Inégalité pupillaire ; mydriase légère à gauche.

En décembre 1896, myosis à gauche et abolition des réflexes pupillaires.

OBSERVATION PERSONNELLE (1)

Joseph Quille, tailleur, entre le 1er mai 1900, dans le service du Dr Hirtz. Il se plaint d'un violent torticolis.

Le 8 avril dernier, après un léger coup de froid, il éprouva quelques difficultés pour avaler, et mouvoir sa tête. Dans le

(1) Nous devons cette observation à notre ami Gabriel Delamare, interne des hôpitaux.

même temps, il eut quelques frissons et commença de tousser.

Puis, le cou se raidit chaque jour davantage, et tout mouvement devint impossible à force d'être douloureux. La marche bientôt se trouva pénible : il traîna ses jambes et dut s'aider d'une canne.

D'une intelligence lucide, ayant conservé l'usage intégral de la mémoire et de la parole, le malade donne spontanément ces quelques détails sur le début et l'évolution de l'affection qui le conduit à l'hôpital. C'est un homme de 60 ans, précocément sénile, amaigri, et d'une pâleur mate de vieille cire. Assis, le dos appuyé contre l'oreiller presque vertical, il se tient la tête légèrement fléchie. Immobile, comme figé, il évite le moindre mouvement et craint avec angoisse le moindre contact.

Seul, le fonctionnement des muscles, de la face, de la langue, du voile et du larynx est normal et indolore.

La mastication, trop pénible, nécessite une alimentation purement liquide.

La contracture des sterno-mastoïdiens, des trapèzes et des muscles de la nuque provoque — à la façon d'un carcan — cette rigidité presque absolue du cou. L'extension de la tête est impossible ; la flexion, la rotation à droite ou à gauche sont très limitées et provoquent des douleurs atroces qui du cou irradient aux épaules, jusqu'aux bras. Les mouvements du bras, ceux de la marche ont un douloureux retentissement cervical. Aussi, le malade, spontanément, s'efforce-t-il de garder l'immobilité cervico thoracique la plus absolue lorsqu'il doit se lever, marcher ou porter un objet à sa bouche. L'hyperesthésie cutanée, généralisée à toute l'étendue du cou, atteint son maximum au niveau des insertions claviculaires des sterno-mastoïdiens. En ces points, l'effleurement le plus léger arrache des cris.

Le toucher buccopharyngien révèle l'intégrité de la face antérieure du rachis ; du reste, la saillie des épines cervico-dorsales et les courbures de la colonne vertébrale sont normales. La percussion en est indolore.

L'examen des membres supérieurs montre un certain amai
grissement des masses musculaires et une légère contracture
du biceps et du brachial antérieur à droite et à gauche. La
force musculaire est diminuée : la main droite donne 10 au
dynamomètre, la gauche 9. D'ailleurs, les mouvements de
l'avant-bras, de la main et des doigts sont à peu près intacts,
sauf toutefois qu'ils sont gênés par une sorte de rigidité musculaire.

Lorsque le malade se lève et se tient debout, un tremblement
rapide et menu se manifeste dans la tête et les membres supérieurs. Nullement intentionnel, ce tremblement s'est mani-
festé, il y a quelques jours seulement.

Jusqu'alors, il lui avait échappé et ne l'avait jamais géné
dans l'exercice de son métier.

La force des membres inférieurs est normale. Le malade ne
présente pas le signe de Romberg. Cependant il ne peut se tenir
debout, sur une seule jambe. Sa démarche est incertaine et
légèrement spasmodique.

Les réflexes tendineux sont partout très forts : aux membres
supérieurs (tendons tricipital, extenseurs et fléchisseurs de la
main) comme aux membres inférieurs (tendons rotuliens et
tendons d'Achille). Il y a même une légère trépidation spinale,
de même intensité sur chaque jambe.

Il n'existe, en dehors de la région cervicale, d'autres troubles
de la sensibilité objective qu'une légère hyperesthésie au tact et
à la chaleur, généralisée aux membres inférieurs.

L'audition, l'olfaction, le goût et la vue sont normaux.

Le champ visuel a ses dimensions physiologiques : les réactions pupillaires se font bien à la lumière et à l'accommodation.
Toutefois, il existe un myosis très prononcé.

Aucun trouble trophique, vaso-moteur ou sphinctérien.

La température était de 38°1 le soir de son entrée.

Il accuse une légère constipation. Mais l'appétit est con
servé et les digestions physiologiques. Le ventre est souple,

indolore à la palpation. Le foie ne dépasse pas le rebord des fausses côtes ; la rate est quelque peu augmentée de volume.

Pas de ganglions inguinaux, épitrochléens ou cervicaux.

Le malade tousse et crache abondamment. Il n'y a pas de bacilles dans ses crachats. On entend des râles ronflants et sibilants dans toute l'étendue des poumons.

En arrière et à gauche, au sommet, la respiration est un peu rude. La percussion révèle en ce point une légère submatité.

Ni dyspnée, ni tachycardie.

Le cœur est sain, les artères sont souples. Les reins paraissent indemnes. La malade ne présente aucun des petits signes du mal de Bright. Les urines ne contiennent ni sucre, ni albumine.

Le passé toxi infectieux est peu chargé. Il n'a jamais fait d'excès de boissons et ne présente aucun des symptômes objectifs de l'alcoolisme nerveux ou gastro-intestinal.

Il n'a jamais eu de chancre, d'éruption cutanée, de céphalée nocturne. Sa femme n'a pas fait de fausse couche. A l'heure présente, l'intégrité tégumentaire est absolue. Il ne porte pas davantage les stigmates dystrophiques de l'hérédosyphilis.

Né à terme, son enfance s'est passée sans convulsions, sans incontinence d'urine. Durant toute sa vie, pas la moindre apparence de névropathie.

Il a eu à 3 ans le carreau, à 15 ans la typhoïde et à 55 ans, un rhumatisme dans le bras droit.

Sa mère est morte d'un cancer de l'utérus, son père d'une bronchite chronique. Ni l'un ni l'autre n'étaient, à sa connaissance, nerveux ou alcooliques. Deux sœurs sont mortes à l'âge adulte : il ignore de quelle maladie. Une semaine se passa sans que l'enveloppement ouaté, les applications de baume tranquille, de laudanum, de salicylate de méthyle et même d'onguent mercuriel apportassent une amélioration même légère à l'état du malade. Dans le même temps, il avait pris du trional, de l'antipyrine, de la phénacétine, de la codéine.

Les douleurs ne commencèrent à diminuer que le 14 mai, alors qu'il prenait depuis deux jours 4 grammes de salicylate de soude. Le 20 mai, la médication salicylée ayant été continuée, les douleurs avaient presque complètement disparu ainsi que la contracture des muscles du cou.

Les phénomènes spasmodiques constatés sur les quatre membres persistaient, du reste, intégralement.

Après l'application d'une mouche de Milan sur la nuque, le malade se trouve assez rétabli pour reprendre son travail et quitte le service le 30 mai 1900. Il devait revenir en cas d'aggravation nouvelle ; il n'a pas été revu.

En résumé, cet homme, jusque-là bien portant, présente, à l'occasion d'un coup de froid, des accès de douleurs cervico-nuquales puis brachiales qui provoquent de l'insomnie puis, peu à peu, une immobilisation complète du cou pris comme dans un carcan.

Puis ces douleurs s'accompagnent d'une rigidité spasmodique légère des deux membres supérieurs dont la force diminue. Puis, à son tour, la marche est gênée, le malade doit s'aider d'une canne. Aux membres inférieurs, la force est intacte mais les réflexes rotuliens sont très forts, il y a même un léger clonus.

Le malade a du myosis et, depuis quelques jours, du tremblement. Il n'y a pas de troubles sphinctériens. L'intelligence est intacte ainsi que les viscères.

Sans doute, tous ces phénomènes sont apparus assez rapidement, mais, en réalité, il y a eu très nettement la succession de la phase pseudo-névralgique et de la phase parétique. Seul a manqué la phase atrophique, le malade ayant guéri avant son apparition.

Cette quadruparésie spasmodique à début douloureux évoque l'idée d'une compression de la région cervicale de la moelle.

— 97 —

Il semble inutile de discuter ici l'existence d'un simple torticolis, d'une névralgie occipito-brachiale.

Le début douloureux, la légèreté et la spasmodicité de la quadruplégie permettent d'éliminer l'existence d'une hématomyélie ou d'un foyer de myélite transverse cervicale.

Les tumeurs intra-spinales sont indolores.

La simple congestion de la moelle ne s'accompagne pas de myosis et de tremblement. Sa paraplégie augmente dans le décubitus dorsal (Brown-Séquard).

Il fallait admettre une compression de la moelle cervicale.

L'intégrité des mouvements du rachis, l'absence de toute déformation, de tout gonflement excluait l'idée d'une arthrite vertébrale.

L'absence de tout néoplasme viscéral jointe à l'intégrité du rachis excluait l'idée d'un cancer vertébral. Celui-ci du reste est exceptionnel à cette région.

Pouvait-on admettre l'existence d'une tumeur méningée (gomme, tubercule, endothéliome) ?

En tenant compte des observations de Clarke, de Jenks Thomas, de Pearce Bailey, on pouvait éliminer ces tumeurs et surtout l'endothéliome ou le psammome dont l'évolution est en général indolore ainsi que parfois celle de la gomme ou du tubercule.

Pour la gomme, l'absence de tout antécédent, de toute trace de syphilis, l'échec du traitement spécifique permettaient de l'éliminer.

Pour le tubercule, outre sa rareté absolue et sa plus grande arreté, à l'âge de notre malade, l'intégrité même de l'état viscéral, la terminaison apparente ou réelle suffisaient à l'éliminer. Car, même en supposant que nous ayons eu affaire non à une guérison mais à une simple rémission, celle-ci est assez difficile à expliquer dans l'hypothèse d'un tubercule méningé.

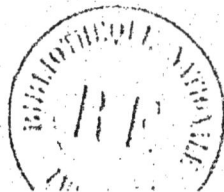

Elle s'explique au contraire fort bien dans l'hypothèse d'une pachyméningite, hypothèse à laquelle se rallia M. Hirtz, comme la plus vraisemblable. Et cela, malgré l'évolution trop rapide de l'affection, en tenant compte de ce fait que, malgré l'anormale brièveté, la succession des phases avait été respectée.

Maintenant de quelle pachyméningite pouvait-il s'agir?

Ce que nous avons dit pour la gomme, nous dispense de discuter à nouveau le diagnostic de pachyméningite syphilitique.

La pachyméningite alcoolique n'était guère à supposer, tant à cause de la rapidité de l'évolution qu'à cause de l'absence de tout signe objectif d'intoxication éthylique. L'intégrité du rachis, l'absence de douleur à la percussion, la terminaison permettaient de rejeter l'idée de pachyméningite externe pottique. Pour admettre l'hystérie, il eût fallu supposer une névrose mono-symptomatique.

Au contraire, si tenant compte de l'évolution rapide, fugace, de l'action vraiment remarquable du salicylate de soude comparée à l'échec des autres analgésiques, si enfin l'on se rappelait qu'un coup de froid avait existé à l'origine de tous ces accidents, on pouvait les expliquer d'une manière assez satisfaisante en disant que des exsudats rhumatismaux s'étaient déposés sur la dure-mère en produisant les effets d'une fibrose chronique de cette membrane.

Mais ce n'est là qu'une interprétation hypothétique, et l'on pourrait objecter que, peut être le malade suivi plus longtemps, eût présenté une rechute après cette accalmie spontanée, prise à tort par nous pour une guérison définitive.

Tout en rappelant qu'en cas de retour offensif, le malade avait promis de revenir à l'hôpital, et qu'il n'est pas revenu, c'est à cause des réserves que nous parut comporter le diagnostic de M. Hirtz que nous avons cru devoir employer en parlant de notre observation au début de cette thèse, l'expression de syndrome clinique.

Quoi qu'il en soit de l'interprétation de ce fait, il nous a paru intéressant de le rapprocher des autres observations de pachyméningite curable rhumatismale. Si l'interprétation demeure incertaine, le rapprochement n'est pas illogique.

CONCLUSIONS

De cette étude nous croyons pouvoir conclure :

1° Qu'à côté des pachyméningites cervicales alcooliques, tuberculeuses, syphilitiques ou associées à la syringomyélie, il y a place, maintenant encore, pour une pachyméningite hypertrophique de nature différente.

2° Nous croyons possible de la distinguer anatomiquement et cliniquement des pachyméningites tuberculeuses et syphilitiques, cliniquement des pachyméningites alcooliques.

3° Anatomiquement identique, qu'elle soit pure ou associée à la syringomyélie, son tableau clinique diffère profondément de celui assigné par MM. Philippe et Oberthür à la syringomyélie cavitaire.

4° Du reste, nous croyons avoir démontré que la spécificité histologique de la « gliose » soutenue par ces auteurs s'accorde mal avec leur théorie de la syringomyélie pachyméningitique.

5° Il nous a paru qu'ils n'avaient pas démontré l'identité des processus méningé et spinal, fait qui semble à *priori* étrange, étant donnée l'origine ectodermique de la névroglie et l'origine mésodermique de la dure-mère.

6° Il nous a paru contradictoire d'admettre, comme ils le font, cette identité et d'admettre que la marche rapide de la syringomyélie pachyméningitique tient peut-être « à la substitution en de certains points du processus pachyméningé au processus glieux. »

7° La forme de pachyméningite étudiée ici tient son individualité clinique des circonstances étiologiques spéciales qui président à son apparition ainsi que de la tendance spontanée qu'elle présente à guérir.

Elle survient, chez des adultes sans tare nerveuse héréditaire ou personnelle, chez des malades qui ne sont ni tuberculeux, ni syphilitiques, ni alcooliques et dont le passé toxi-infectieux est vierge ou presque.

Deux fois seulement, nous notons une fièvre ty-phoïde.

La cause occasionnelle, de beaucoup la plus cons-tante, c'est le *froid*.

8° Ne croyant pas qu'il soit possible de voir en cet agent physique autre chose qu'une cause provocatrice, il nous paraît logique de considérer le processus pa-chyméningé comme une fibrose chronique d'origine toxi-infectieuse probable.

9° Il nous paraît que l'infection originelle doit être parfois le rhumatisme qui, capable de faire une *sym-physe péricardique* paraît capable de faire une *sym-physe méninga-médullaire*.

10° L'action vraiment efficace du salicylate dans certains cas confirme ces inductions.

11° Est-il d'autres infections qui puissent réaliser le

type anatomo-clinique de la pachyméningite? Cela
est incontestable à priori.

Pour ce qui est des pachyméningites alcooliques,
syphilitiques ou tuberculeuses, nous les trouvons assez
différentes au triple point de vue pathogénique, anatomique et clinique pour qu'il nous paraisse impossible de les grouper en commun dans le même cadre
nosographique.

12° Quoiqu'il en soit de ces faits, la pachyméningite de Charcot nous apparaît essentiellement et
spontanément curable ou du moins très améliorable.

Cette proposition est démontrée par l'observation I de Berger, celles de Féré, Hirtz et Charcot. Il
suffira de se reporter au tableau annexé à cette thèse
pour voir que les observations de Burtin, les observations II, III et IV de Berger n'ont aucune valeur
probante à cet égard.

Le plus souvent, elle ne devient mortelle que par
l'intermédiaire de complications indirectes, dans une
certaine mesure évitables, (tuberculose pulmonaire;
infections méningées secondaires aux escharres, cysto-
pyélonéphrites ascendantes). Les troubles bulbaires
mortels sont du reste très rares. Et, dans une certaine
mesure, il semble que parfois il soit possible de considérer la syringomyélie, comme une de ces complications.

13° Au point de vue symptomatique, cette forme
de pachyméningite nous a paru se caractériser par
l'absence presque complète des troubles bulbaires
et de dissociation de la sensibilité. Signalons encore
quelques symptômes tels que le hoquet, le satyriasis

(Hirtz), le tremblement (observation personnelle), le myosis (Forestier, observation personnelle).

L'absence de toute déformation rachidienne est la règle ainsi que celle des escharres. Constamment l'état général est satisfaisant.

DATES	AUTEURS	SEXE		AGE	ANTÉCÉDENTS		CAUSES	MODE de début	S. MOTEURS	S. SENSITIFS			SENSORIELS	TROPHIQUES	SPACIÉE							ÉTAT GÉNÉRAL	REMARQUES
		Profession			héréd.	personnels	occasionnelles			Subjectifs	objectifs	Réflexes	sphincters	vaso-moteurs										

BIBLIOGRAPHIE

Abercrombie. — Cité par Ollivier d'Angers.

Adamkiecwicz. — Sur le processus pachyméningitique, *Wiener med. Blätter* n° 1890.

    — *Berlin. Klin. Wochenschrift*, 2 juin.

Berger. — *Deutsch. med. Wochenschrift* IV, 50, 1887.

Besnier. — Rhumatisme, Dictionnaire Dechambre.

Blocq et Onanoff. — Séméiologie et diagnostic des maladies nerveuses. 1892.

Brissaud. — Leçons sur les maladies nerveuses 1893-1894. Neuvième leçon: Des rapports réciproques de la pachyméningite cervicale hypertrophique et de la syringomyélie.

    — Leçons sur les maladies nerveuses, deuxième série, 1899.

Bruhl. — Syringomyélie in Manuel de médecine Debove Achard.

Burtin. — *Thèse* Paris, 1878.

Charcot et Joffroy. — Archives de physiologie. 1869.

Charcot et Pierret. — Société de biologie, 1871.

Charcot. — Leçons sur les maladies du système nerveux, t. II. 1880, p. 243.

    — Leçons du mardi 1887-1888.

        — — 1888-1889, p. 536.

    — *Gazette des hôpitaux*. 8 septembre 1887.

CHEVREAU. — Manif. médull. du rhumatisme articulaire aigu. *Thèse*. Paris. 1889.

CORNIL et RANVIER. — Manuel d'histologie pathologique, t. II, p. 711.

DÉJERINE. — Traité de pathologie générale Bouchard. t. v. p. 518. 1900.

DUPRÉ. — Méningites rachidiennes chroniques. Manuel de médecine Debove Achard, t. III. p. 467.

FÉRÉ. — *Progrès médical*, 1883, n° 19 : p. 362.

FORESTIER. — Pachyméningite cervicale hypertrophique en observation depuis sept ans. *Lyon médical*, 24 janvier 1897.

GUINON. — Traité de médecine Charcot Bouchard. t. VII. p. 603.

GULL. — *Guy's Hospital Reports*, 1858, Cases of paraplegia.

HIRTZ. — De la pachyméningite cervicale hypertrophique curable. Archives générales de médecine. 1886.

HOFFMANN. — Zur Lehre der Syringomyelie. *D. Zeitschrift f. Nervenkrank*, band III.

JOFFROY. — De la pachyméningite cervicale hypertrophique (d'origine spontanée). *Thèse*. Paris. 1873.

JOFFROY. — Archives générales de médecine. novembre 1876.

JOFFROY et ACHARD. — Archives de physiologie. 1887.

— Archives de médecine expérimentale. 1890-91.

KOEHLER. — Monographie der Meningitis spinalis. 1861. obs. XVII.

KOEPPEN. — Ueber pachymeningitis. Arch. f. Psychiatrie, XXVII-3. 1895.

KOEPPEN. — Ueber pachymeningitis. *Berlin. Klin. Woch.* n° 49. p. 421. 3 déc. 1894.

LAMY. — Un cas de pachyméningite cervicale syphilitique avec paralysie double de la 6° paire. Nouvelle iconographie de la Salpêtrière. 1894.

LEYDEN. — Maladies de la moelle, 1879, n° 2. p. 104.

Lupi. — Pachyméningite cervicale ipertrofica e pseudo tabe alcoolica. Il Morgagni, an. XV, parte I, n° 3, p. 210, mars 1898.

Minor. — Congrès. Moscou.

Miura. — Ueber gliom des Rückenmarks u. Syringomyelie. Beitrag. z. pathol. Anat. u. allg. Path., band XII.

Œttinger. — Rhumatisme articulaire aiga in Traité de médecine.

Philippe et Oberthur. — Syringomyélie et pachyméningite cervicale hypertrophique. Soc. Neurologie, 7. déc. 1899.

Philippe et Oberthur. — Contribution à l'étude de la syringomyélie et des autres affections cavitaires de la moelle épinière. Archives de médecine expérimentale. Juillet et septembre 1900.

Pitrulla. — Thèse. Breslau, 1876.

Raymond. — Leçons sur les maladies du système nerveux. 1891-1895.

Rendu. — Leçons de clinique médicale, t. I. 1890.

Rosenblath. — Zur Casuistik der syringomyelie u. pachymeningite cervic. hyp. D. Archiv. f. Klin. Med., band LI, h. 2 u. 3.

De Renzi. — Riforma medica. 26 janvier 1895.

Sonnenkalb. — Zeitschrift für Natur-u. heilkunde. t. IV. p. 65. Leipsick.

Ungaro. — Pachyméningite cervicale hypertrophique. Uncurabili, octobre 1888.

Vulpian. — Clinique médicale de la charite. 1879.

Wéror. — Journal de Neurologie. 12 mai 1896.

Westphal. — Archiv. für psychiatrie, t. XXX. 1898.

Wieting. — Pachyméningite cervicale hypertrophique in Zieglers Beitrage zur pathol. Anat. 1893, b. XIII, s. III.

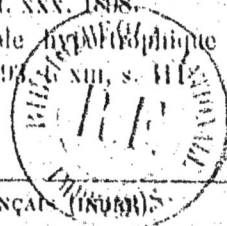

IMPRIMERIE DEVERDUN, BUZANÇAIS (INDRE).

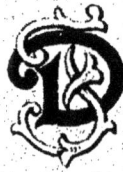

BUZANÇAIS (INDRE), IMPRIMERIE L. GENTERON.

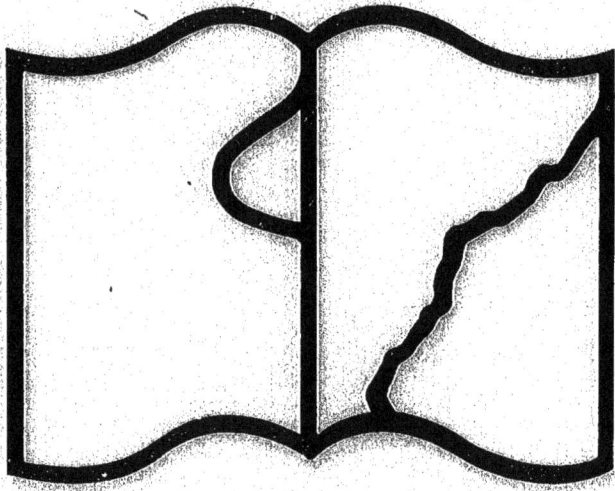

Texte détérioré — reliure défectueuse

NF Z 43-120-11